◆ 内科常见病诊治指南 ◆

NEIKE CHANGJIAN BING ZHENZHI ZHINAN

王 晨 等 主编

U0194941

河南大学出版社
HENAN UNIVERSITY PRESS

·郑州·

图书在版编目(CIP)数据

内科常见病诊治指南 / 王晨等主编. --郑州：河
南大学出版社，2024.7. -- ISBN 978-7-5649-5990-6

Ⅰ. R5—62

中国国家版本馆 CIP 数据核字第 2024SY9983 号

责任编辑　孙增科
责任校对　陈　巧
封面设计　王　娇

出　　版　河南大学出版社
　　　　　　地址：郑州市郑东新区商务外环中华大厦 2401 号　　邮编：450046
　　　　　　电话：0371—86059701(营销部)　　网址：hupress.henu.edu.cn
印　　刷　广东虎彩云印刷有限公司
版　　次　2024 年 7 月第 1 版　　印　　次　2024 年 7 月第 1 次印刷
开　　本　787mm×1092mm　1/16　　印　　张　6.5
字　　数　179 千字　　定　　价　36.00 元

编　委　会

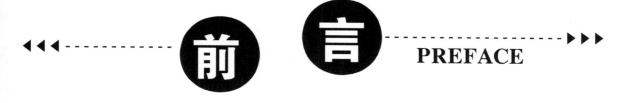

前 言　PREFACE

　　内科学是临床医学的基础,许多疾病都是临床工作中的常见病和多发病,严重威胁着人们的健康。近年来,随着科学技术的飞速发展,临床医学工作的不断进步,诊断技术与治疗方法日新月异。从事临床内科医学的工作者,无疑也必须随着现代医学科学技术的发展不断丰富和更新自己的知识。为了反映当前临床内科常见病的最新研究成果,更好地为临床工作服务,我们在广泛参阅了国内外最新、最权威文献资料的基础上,结合自己的临床工作经验,编撰了本书。

　　本书内容以实用为特点,较为细致地阐述了各种内科常见病、多发病的临床诊断治疗技术。在注重科学性、实用性、合理性的基础上,力求达到启发读者临床思维、开阔医学视野、提高诊疗水平的目的。本书适用于内科医师、实习医师及医学院校在校生阅读。

　　由于编者的时间有限,加之工作实践存在一定的局限性,本书存在不足在所难免,敬请读者批评指正,以期再版时完善。

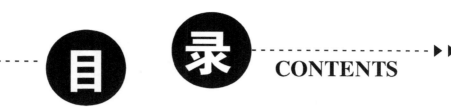

CONTENTS

第一章　呼吸内科常见疾病

第一节　支气管扩张

支气管扩张（简称支扩）在形态上是指支气管不可逆扩张和管壁增厚，它通常是一个解剖上的定义，指由于感染、理化、免疫或遗传等原因引起终末支气管的病理损害，包括支气管壁肌肉和弹力支撑组织的破坏。临床表现为慢性咳嗽、大量咯痰，可反复咯血。在"前抗生素时代"，支气管扩张在儿童和青少年中是一个常见和致命的疾病，但近半个世纪以来，随着抗菌药物的早期有效应用、卫生条件改善和营养加强、儿童期麻疹和百日咳疫苗接种的普及，支气管扩张的发病率呈逐年下降的趋势。

一、流行病学

我国目前尚未有全国性的流行病学资料。根据美国的资料，其患病率大约在 52/10 万。欧美国家常见的囊性纤维化导致的支气管扩张症不在本节论述。按照年龄组来分，支气管扩张在 18～34 岁的人群中，患病率为 4.2/10 万，在年龄＞75 岁的人群中，可以高达 271.8/10 万。性别中，女性所占比例稍高。近年来发现长期哮喘和慢阻肺患者合并支气管扩张的人群较一般人群为高。总体上，支扩的发病率和患病率在应用抗生素后较应用前明显下降，肺结核发病率的下降也是支扩患病率下降的原因之一。随着慢阻肺人群的增加，在部分人群中支扩患病率仍然偏高。因为其预后较差，需要引起重视。

二、病因与发病机制

支气管扩张是一组异质性疾病，其病因复杂，国外常简单分成囊性纤维化性支气管扩张（CF）和非囊性纤维化性支气管扩张（NCFB）两类，国内 CF 患者极少，主要是 NCFB 患者。患支气管扩张的直接原因为：①支气管壁的损伤；②支气管腔阻塞；③邻近组织纤维化造成支气管牵拉性扩张。后两个病因相对单纯，通常在影像上容易提示；支气管壁损伤的病因则较为复杂。没有明确病因者称为特发性支气管扩张或支气管扩张症，其发生一般归结于以下两个方面：①感染持续刺激；②气道阻塞、支气管引流功能损害和防御功能缺损。两种方面可同时存在，互为因果，导致气道损害进行性加重。

三、病理和病理生理

支扩主要影响中等大小的支气管及小、细支气管。在 CT 影像上可以看到扩张的支气管和细支气管管腔内充满黏性、脓性分泌物。显微镜下可观察到整个黏膜层、黏膜下层甚至浆膜层存在过度增生、水肿、慢性炎症反应、黏膜下腺体增生肥大、平滑肌肥厚，出现新生血管、动静脉吻合及纤维化结构。慢性炎症以中性粒细胞和淋巴细胞为主。黏膜表面存在上皮损伤、脱落、溃疡、化生等病变。支气管壁增厚、扭曲、扩张，出现特征性的囊状、柱状扩张，以及印戒征、双规征等。合并过敏性支气管肺曲霉病(ABPA)患者可见指套征。

由于长期存在气道慢性炎症及细菌定植,反复的细菌感染导致呼吸道黏液分泌增加,肺功能下降,支气管黏膜及管壁破坏加重,支气管扩张扭曲更为显著,分泌物及细菌清除功能明显下降,局部阻塞导致分泌物增加且不易排出,容易继发感染,导致恶性循环。支气管分泌物培养发现支扩患者10%～30%存在铜绿假单胞菌定植,也有患者存在肺炎克雷白杆菌、金黄色葡萄球菌,及耐甲氧西林金黄色葡萄球菌定植。这些细菌往往有生物膜,对抗生素多耐药或泛耐药。有上述细菌定植的患者肺功能下降更为显著,预后也较差。现代分子生物学手段检测到这些患者的呼吸道分泌物中远远不止1～2种细菌的定植,可以多达几百种以上,因此呼吸道菌群紊乱在支扩的进展中有一定的作用,且稳定期与急性发作期出现动态分布和数量的变化,其参与呼吸道炎症及急性发作的作用有待进一步明确。

四、临床表现

支气管扩张患者一般在其幼年有反复呼吸道感染的病史,如麻疹、百日咳,许多患者可伴有鼻旁窦炎和上呼吸道咳嗽综合征,这成为下呼吸道反复感染造成支气管扩张的原因。大概1/3的患者在青春期后病情得到改善,50岁后再次出现症状恶化。典型症状为慢性咳嗽、咳大量脓性痰和反复咯血。感染加重时可出现发热、胸痛、盗汗、食欲缺乏,并伴有痰量增多,每日达数百毫升,痰液呈黄绿色脓性,常带臭味。收集患者全日痰液于玻璃瓶中静置,可见痰液分层现象,上层为泡沫,下悬脓性成分,中层为混浊黏液,下层为坏死组织沉淀物。伴有气道高反应性或反复发作致肺功能受损者可出现喘息。部分患者仅表现为反复咯血,平素无咳大量脓痰的病史。少部分患者在影像学上显示支气管扩张,而无咳嗽、咳痰和咯血的病史。

典型化胶性支气管扩张病情进展或继发感染时,患侧肺部可闻及固定性湿音,伴或不伴干啰音。反复咳嗽、咳脓痰者常有消瘦、杵状指(趾),出现并发症时可伴有相应体征。干性支气管扩张或部分患者可无阳性体征。

五、诊断

根据反复咳痰、咯血病史,结合既往有诱发支气管扩张的呼吸道感染病史,高分辨率CT(HRCT)显示支气管扩张的异常影像学改变,即可明确诊断为支气管扩张。纤维支气管镜检查或局部支气管造影可明确出血、扩张或阻塞的部位,还可经纤维支气管镜进行局部灌洗,采取灌洗液标本进行涂片、细菌学和细胞学检查,进一步协助诊断和指导治疗。

(一)病史
幼年曾有麻疹、百日咳、支气管肺炎和肺结核等病史。

(二)症状
有慢性咳嗽、咳痰,痰量和症状痰的性状不等;部分有咯血,咯血量和诱因各异;多数有间歇性发热、乏力、食欲缺乏、心律不齐、气急等。

(三)体征
鼻旁窦及口咽部有慢性感染病灶;早期及轻症者无异常体征,感染后肺部可闻及干湿啰音和哮鸣音,晚期可有肺气肿、肺动脉高压、杵状指(趾)等。

（四）影像学检查

支气管柱状扩张典型 X 线表现呈"轨道征"，囊状扩张特征性改变为蜂窝状、卷发状阴影。HRCT 显示管壁增厚的柱状扩张或成串成族的囊样改变。

支气管碘油造影是确诊支气管扩张的主要依据。可确定支气管扩张的部位、性质、范围和病变的程度，为外科决定手术指征和切除范围提供依据。由于这一技术为创伤性检查，现已被 CT 扫描取代。

六、鉴别诊断

需鉴别的疾病主要为慢性支气管炎、肺囊肿、肺结核、先天性肺囊肿、支气管肺癌和弥散性泛细支气管炎等。仔细研究病史和临床表现，参考影像学、纤维支气管镜和支气管造影的特征常可做出明确的鉴别诊断。下述要点对鉴别性诊断有一定参考意义：①慢性支气管炎，多发生在中年以上患者，在气候多变的冬、春季节咳嗽、咳痰明显，多咳白色黏液痰，感染急性发作时可出现脓性痰，但无反复咯血史。听诊双肺可闻及散在干、湿音；②肺肿，起病急，有高热、咳嗽、大量脓臭痰。X 线检查可见局部浓密炎症阴影；③肺结核，常有低热、盗汗、乏力、消瘦等结核毒性症状，干、湿啰音多局限于上肺，X 线胸片和痰结核菌检查可做出诊断。先天性肺囊肿 X 线检查可见多个边界纤细的圆形或椭圆形阴影，壁较薄，周围组织无炎症浸润；胸部 CT 和支气管造影可辅助诊断。弥散性泛细支气管炎有慢性咳嗽、咳痰、活动时呼吸困难及慢性鼻旁窦炎；胸片和胸部 CT 检查显示弥散分布的小结节影。大环内酯类抗生素治疗有效。

七、治疗

（一）疫苗接种和免疫调节剂

在许多国家，对于年龄＞65 岁，合并慢性基础疾病的患者，推荐接种流感疫苗。虽然目前没有随机对照研究证实其与 NCFB 的直接关系，但是部分学者还是主张接种流感疫苗，因为有证据显示，接种流感疫苗能够明显降低 NCFB 急性发作的频率。而对于 23 价肺炎球菌疫苗，少量证据表明，接种其能够使 NCFB 患者获益，能够有效预防细菌感染引起的 NCFB 急性加重，儿童接种 7 价肺炎球菌疫苗的效果更为明显。不难看出，接种疫苗主要是为了去除 NCFB 急性加重的部分诱因，对于老年患者及儿童，根据需要，适时接种是有益的。接种过 23 价肺炎球菌疫苗的，一般 5 年内不再接种。常用的免疫调节剂包括泛福舒、胸腺素等。大部分患者如果没有过敏反应，可以每年 3 个月服用泛福舒提高呼吸系统免疫功能。对于重症支扩患者，可以考虑每周 2 次胸腺素皮下注射（1.6mg/支），疗程 3～6 个月。

（二）气道分泌物清除

气道黏液增加，加之气管纤毛上皮破坏，导致气道内黏液积聚，是诱发反复感染的关键因素之一。有效地清除气道积聚的分泌物，是切断 NCFB 恶性循环的关键。目前主要的清除方法是体位引流和主动循环呼吸技术（ACBT）。此外，一些物理设备也能有效地清除气道分泌物，如振荡正压呼气装置、Acapella 等。这些装置清除的痰液量与 ACBT 相当，且患者的耐受性更好。这些装置用于 NCFB 患者的疗效开始受到一些学者的关注，一项近期发表的随机对照研究显示其能明显改善 NCFB 患者的排痰量及运动耐力，但对于痰液细菌及肺功能无显著影响。近年来不断涌现出新的辅助排痰技术,并在临床试验中取得良好的疗效。最近意大利的一项研究表明,高频胸壁振荡(HFCWO)能显著改善 NCFB 患者的肺功能指标(FVC,FV1)、炎症指标(C 反应蛋白)、呼吸困难症状及生活质量评分(BCSS,CAT)。在物理治疗过程中,是否需要加用支气管扩张药物(如 β 受体激动剂、白三烯拮抗剂等)以增强疗效,目前仍缺少确切的证据。

由于大部分 NCFB 患者合并慢性阻塞性肺疾病(COPD)或支气管高反应性,所以可以适当联合使用支气管扩张药物。气道清除之前雾化吸入灭菌用水、生理盐水或高张盐水增加痰液咳出,减轻痰液黏稠度,改善清除效果。无论选择何种物理治疗措施,都必须考虑患者的依从性,最好患者自身对该措施有一定的了解,并且能够自主独立完成。

药物治疗包括黏液稀释剂、促纤毛摆动药物,如标准桃金娘油(吉诺通)、盐酸氨溴索、乙酰半胱氨酸、厄多司坦(羧甲司坦)等。中药可用细辛等。用于囊性肺纤维化患者化痰治疗的 α-链道酶不能用于非囊性肺纤维化支扩患者的化痰治疗。

(三)支气管扩张剂使用

1.β 受体激动剂

由于支扩患者气流阻塞和气道高反应性非常常见,因此支气管扩张剂是常用治疗药物。没有随机对照试验研究短期和长期支气管扩张剂在支气管扩张症治疗中的作用。一些研究发现,长效支气管扩张剂可能在患者同时存在哮喘和支气管扩张症中的处理起重要作用,但目前没有很好的独立证据支持。

2.抗胆碱药物

抗胆碱药通过迷走神经阻止气管收缩并引起分泌物减少,有证据证明一些成年支扩患者对异丙托溴铵等抗胆碱药物有良好的反应。

(四)抗感染症反应治疗

从病理生理机制的角度上看,反复发作的气道炎症是 NCFB 发展及恶化的重要因素,因此,理论上阻断炎症因子,能够有效防止 NCFB 的恶化。目前,针对促炎因子 IL-1 受体的拮抗剂及 IL-8 的单克隆抗体还处于动物实验阶段,远未达到临床应用的阶段。对于抗感染药物如皮质激素或非类固醇消炎药的应用也存在争议。有研究发现,吸入氟替卡松能够改善咳嗽、咳痰,但是对于肺功能及痰液的细菌谱无明显影响。其余几个小样本的研究也有类似的结果,但是研究也指出,长期吸入可能导致肺功能下降、骨质疏松等,其免疫抑制作用有可能加重感染风险。所以,吸入激素类药物还不能作为常规推荐治疗用于 NCFB。

(五)抗生素使用

研究表明,NCFB 患者气道细菌载量越高,则急性加重的风险越高,而长期或短期的抗生素治疗可显著降低气道细菌载量,降低气道和系统炎症指标。

(六)常用药物及给药途径

对于 NCFB 的抗生素治疗,急性加重期应该考虑使用抗生素,研究证实,抗生素能够明显减少浓痰,开始抗生素治疗前应送痰培养,在等待培养结果时即应开始经验性药物治疗,儿童一般多为流感嗜血杆菌和肺炎球菌,而铜绿假单胞菌则较多见于成年人。用药可参照《英国胸科协会非囊性纤维化支气管扩张指南》,一线治疗采用阿莫西林或克拉霉素,对于有流感嗜血杆菌慢性性状的重度患者,需采用大剂量药物口服(如阿莫西林)。铜绿假单胞菌可使用环丙沙星,老年人应慎用。临床疗效欠佳时,根据药敏结果调整。抗菌治疗失败需即刻重新痰培养。最佳疗程尚不确定,一般推荐至少2周。合并ABPA时需要应用泼尼松(0.5~1mg/kg)、抗曲霉菌药物(乙曲康唑),疗程2~6个月甚至更长时间。可随访特异性IgE的变化及症状和体征、CT扫描表现来观察治疗效果。

(七)抗生素雾化吸入治疗

除了全身给药,雾化吸入也是一种理想的给药途径,且不良反应小,尤其是针对铜绿假单胞菌的治疗。但是吸入时需注意可能引起的气道痉挛。雾化治疗主要是指气溶胶吸入疗法。所谓气溶胶,是指悬浮于空气中微小的固体或液体微粒。因此,雾化吸入疗法是用雾化的装置将药物(溶液或粉末)分散成微小的雾滴或微粒,使其悬浮于气体中,并进入呼吸道及肺内,达到局部治疗(解症、消炎、祛痰)及全身治疗的目的。

妥布霉素是少数被美国食品药品管理局(FDA)批准可通过雾化吸入方式给药的抗生素之一。对于非囊性纤维化支扩,可改善症状及提高生活质量评分,部分痰培养消除铜绿假单胞菌的同时,与治疗相关的咳嗽、气急、痰量增加等不良反应明显增多,使部分患者难以耐受。因此,接受吸入治疗的患者在治疗期间仍应监测患者的耐受性症状。

近期的一项长期雾化庆大霉素1年的研究显示,每日雾化庆大霉素2次,连续12个月,有30%患者呼吸道铜绿假单胞菌得到清除,患者运动能力增加,发作次数减少,且延缓首次发作时间,圣乔治评分增加。同时发现3个月后症状无持续改善,肺功能不再进一步好转,但未发现抗生素耐药。但在庆大霉素使用过程中,需要注意药物产生的耳毒性和肾毒性。

最近一项II期临床试验表明,吸入环丙沙星脂质体每日1次,28天1个周期,总共3个周期。第1个周期结束时,治疗组NCFB患者痰液中铜绿假单胞菌密度较对照组显著降低,随访24周发现,吸入环丙沙星脂质体治疗NCFB可延缓首次急性发作时间,且不良反应较小,患者耐受性较好。

(八)长期使用抗生素

大部分研究对于长期口服抗生素治疗持谨慎态度。一项纳入378例患者的系统评价结果显示,长期使用抗生素治疗(疗程4周~1年不等)能够明显减少脓痰,但对于急性加重期的频率,肺功能及病死率没有明显影响。对于每年急性加重发作>3次且需接受抗生素治疗的患者,或病情严重者,可以考虑长期使用抗生素,但不推荐使用喹诺酮类药物。长期使用抗生素引起的耐药现象也要引起重视。

(九)大环内酯类抗生素

大环内酯类抗生素治疗NCFB引起了较多关注,尤其是阿奇霉素,目前被广泛用于NCFB。除了其自身的抗菌作用,研究发现其还能够抑制炎症反应及免疫调节效果,长期小剂量应用能减少支气管肺泡灌洗液(BALF)中的细胞计数,降低IL-8的水平,同时还能够减少痰量,改善肺功能。最近一项随机、双盲、对照临床研究表明,每周服用3次阿奇霉素,每次500mg,持续6个月可显著降低NCFB患者急性加重的次数。另一项随机、双盲、对照临床研究也表明,每日服用250mg阿奇霉素,持续12个月可显著降低NCFB患者急性加重的次数,但对肺功能改善不明显。近年来,红霉素对NCFB患者的治疗作用也备受关注,一项最新的随机、双盲、对照临床试验表明,服用琥乙红霉素12个月(每日2次,每次400mg)可降低NCFB患者每年急性加重的次数,减少排痰量并减缓FEV的下降。另外,大环内酯类药物的支气管壁通透性较好,研究表明,气道内的细菌能够通过所谓的群体感应机制,在局部形成一层生物保护膜,使其免于受到抗生素的攻击,而大环内酯类药物恰恰能够破坏细菌的这种机制。虽然,大环内酯类抗生素在 NCFB 的应用中具有相当优势,但长期使用也可引起正常菌群的耐药,并且已经有学者从长期使用阿奇霉素患者的痰液中分离到了对红霉素耐药的金葡菌和流感嗜血杆菌菌株。

第二节　慢性阻塞性肺疾病

慢性阻塞性肺疾病(COPD)简称慢阻肺,是以持续气流受限为特征的可以预防和治疗的疾病,其气流受限多呈进行性发展,与气道和肺组织对香烟烟雾等有害气体或有害颗粒的异常慢性炎症反应有关。肺功能检查对确定气流受限有重要意义。在吸入支气管扩张剂后,第 1 秒用力呼气容积(FEV)/用力肺活量(FVC)<0.70 表明存在持续气流受限。

慢阻肺与慢性支气管炎和肺气肿有密切关系。慢性支气管炎是指在除慢性咳嗽的其他已知原因后,患者每年咳嗽、咳痰 3 个月以上并连续 2 年者。肺气肿则指肺部终末细支气管远端气腔出现异常持久的扩张,并伴有肺泡壁和细支气管的破坏,而无明显的肺纤维化。当慢性支气管炎、肺气肿患者肺功能检查出现持续气流受限时,则能诊断为慢阻肺;如患者只有慢性支气管炎和(或)肺气肿,而无持续气流受限,则不能诊断为慢阻肺。

一些已知病因或具有特征病理表现的疾病也可导致持续气流受限,如支气管扩张症、肺结核纤维化病变、严重的间质性肺疾病、弥散性泛细支气管炎及闭塞性细支气管炎等,但均不属于慢阻肺。

慢阻肺是呼吸系统疾病中的常见病和多发病,患病率和病死率均居高不下。2018 年在我国北部和中部地区对 102 230 名农村成年人进行了调查,慢阻肺的患病率为 3%。近年来对我国 7 个地区 20 245 名成年人进行调查,慢阻肺的患病率占 40 岁以上人群的 8.2%。

一、病因

COPD 的病因至今仍不十分清楚,但已知与某些危险因素有关,吸烟是最主要的危险因素,但吸烟者中也只有 15%～20% 发生 COPD,因此,个体的易感性也是重要原因,环境因素与个体的易感因素相结合导致发病。

(一)环境因素

1.吸烟

已知吸烟为 COPD 最主要的危险因素,大多数患者均有吸烟史,吸烟数量越多,年限越长,则发病率越高。被动吸烟能够增加吸入有害气体和颗粒的总量,也可以导致 COPD 的发生。

2.职业性粉尘和化学物质

职业性粉尘和化学物质包括有机或无机粉尘,化学物质和烟雾,如二氧化硅、煤尘、棉尘、灰尘、盐酸、硫酸、氯气。

3.室内空气污染

用生物燃料如木材、畜粪等或用煤炭做饭、取暖且通风不良,在不发达国家,是不吸烟而发生 COPD 的重要原因。

4.室外空气污染

在城市里,汽车、工厂排放的废气,如一氧化氮、二氧化氮、二氧化硫、二氧化碳,其他如臭氧等,在 COPD 的发生上,作为独立的因素,可能起的作用较小,但可以引起 COPD 的急性加重。

(二)易感性

易感性包括易感基因和后天获得的易感性。

1.易感基因

比较明确的是表达先天性 α-抗胰蛋白酶缺乏的基因,是 COPD 的一个致病原因,但这种病在我国还未见报道,有报道 COPD 在一个家庭中多发,但迄今尚未发现明确的基因,COPD 的表型较多,很可能是一种多基因疾病,流行病学调查发现吸烟者与早期慢性支气管炎患者,其 FEV 逐年下降率与气道反应性有关,气道反应性高者,其 FEV 下降率加速,因此认为,气道高反应性也是 COPD 发病的危险因素。某些研究资料表明,气道高反应性与基因有关,总之基因与 COPD 的关系,尚待深入研究。

2.出生低体重

学龄儿童调查发现,出生低体重者肺功能较差,这些儿童以后若吸烟,可能是 COPD 的一个易感因素。

3 儿童时期下呼吸道感染

许多调查报告表明,儿童时期下呼吸道感染与成年后 COPD 的发病有关,如果这些患病的儿童以后吸烟,则 COPD 的发病率显著增加,如果不吸烟,则对 COPD 的发生无明显影响,上述结果显示,儿童时期下呼吸道感染可能是吸烟者发生 COPD 的易感因素,因儿童时期肺组织尚在发育,下呼吸道感染对肺组织的结构与功能均会产生不利影响,如果再吸烟,气道就更容易受到损害而发生 COPD,这种因果关系尚有待今后更多的研究资料证实。

4.气道高反应性

气道高反应性是 COPD 的一个危险因素。气道高反应性除与基因有关外,也可以是后天获得,继发于环境因素,如氧化应激反应,可使气道反应性增高。

二、发病机制

近年来对 COPD 的研究已有了很大进展,但对其发病机制至今尚不完全明了。

(一)气道炎症

香烟的烟雾与大气中的有害物质能激活气道内的肺泡巨细胞,巨细胞处在 COPD 慢性炎症的关键位置,它被激活后释放各种细胞因子,包括白细胞介素-8(IL-8)、肿瘤坏死因子(TNF-α)、干扰素诱导性蛋白-10(IP-10)、单核细胞趋化肽-1(MCP-1)与白三烯 B4(LTB4),IL-8 与 LTB4 是中性粒细胞的趋化因子,MCP-1 是巨细胞的趋化因子,IP-10 是 CD8$^+$T 细胞的趋化因子,这些炎症细胞被募集至气道后,在其与组织细胞相互作用下,发生了慢性炎症。TNF-α 能上调血管内皮细胞间黏附分子-1(ICAM-1)的表达,使中性粒细胞黏附于血管壁并移行至血管外并向气道内聚集,巨细胞与中性粒细胞释放的弹性蛋白酶与 TNF-α 均能损伤气道上皮细胞,使其释放更多的 IL-8,进一步加剧了气道炎症,蛋白酶还可刺激黏液腺增生肥大,使黏液分泌增多,上皮细胞损伤后脱纤毛,以及免疫球蛋白受到蛋白酶的破坏,都能削弱气道的防御功能,容易继发感染,气道潜在的腺病毒感染,可以激活上皮细胞内的核因子 NF-KB 的转录,产生 IL-8 与 ICAM-1,吸引更多的中性粒细胞,使炎症持久不愈,这也可以解释为何 COPD 患者在戒烟以后,病情仍持续进展。CD8[+] T 细胞也是重要的炎症细胞,其释放的 TNF-α、穿孔素等能使肺泡细胞溶解和凋亡,导致肺气肿。气道炎症引起的分泌物增多,使气道狭窄,炎症细胞释放的递质可引起气道平滑肌的收缩,使其增生肥厚,上皮细胞与黏膜下组织损伤后的修复过程可导致气道壁的纤维化与气道重塑,以上的病理改变共同导致阻塞性通气障碍。

(二)蛋白酶与抗蛋白酶的失衡

香烟等有害气体与颗粒除了引起支气管、细支气管的炎症以外,还可引起肺泡的慢性炎症,肺泡腔内有大量的巨细胞与中性粒细胞聚集,前者可产生半胱氨酸蛋白酶与基质金属蛋白酶(MMP),后者可产生丝氨酸蛋白酶与基质金属蛋白酶,它们可水解肺泡壁中的弹性蛋白与胶原蛋白,使肺泡壁溶解破裂,许多小的肺泡腔融合成大的肺泡腔,产生肺气肿,在呼吸性细支气管,则可引起呼吸性细支气管的破坏、融合,产生小叶中心型肺气肿。

在正常情况下,由于抗蛋白酶的存在,可与蛋白酶保持平衡,使其不至于对组织产生过度的破坏,血浆中的 α2-巨球蛋白、α-抗胰蛋白酶能与中性粒细胞释放的丝氨酸蛋白酶结合而使其失去活性。此外,气道的黏液细胞、上皮细胞尚可分泌低分子的分泌型白细胞蛋白酶抑制药(SLPI),能够抑制中性粒细胞释放的弹性蛋白酶的活性。许多组织能产生半胱氨酸蛋白酶抑制药与组织基质金属 COPD 患者,可能是由于基因的多态性,影响了某些蛋白酶抑制药(TIMPs),使这两种蛋白酶失活,但在 COPD 患者,可能由于基因的多态性,影响了某些抗蛋白酶的产量或功能,使其不足以对抗蛋白酶的破坏作用而发生肺气肿。

(三)氧化与抗氧化的不平衡

香烟的烟雾中含有许多活泼的氧化物,包括氮氧化物、氧自由基等,此外炎症细胞如巨细胞与中性粒细胞均可产生氧自由基,它们可氧化抗蛋白酶,使其失去活性,氧化物还可激活上皮细胞中的 NF-KB,促使其进入细胞核,加强了某些炎前因子的转录,如 IL-8 与 TNF-α 等,加重了气道的炎症。中性粒细胞释放的活性氧还可以上调黏附分子的表达和增加气道的反应性,放大慢性炎症。

三、病理

病理可包括 3 种重叠症状,即慢性支气管炎(气道黏液高分泌)、慢性细支气管炎(小气道疾病)和肺气肿(由于肺泡毁损导致气腔扩大)。

(一)气道黏液高分泌

常见病理改变有黏液腺增生、浆液腺管的黏液腺化生、腺管扩大、杯状细胞增生、灶状及鳞状细胞化生和气道平滑肌肥大,支气管黏膜上皮细胞的纤毛发生粘连、倒伏、脱失,纤毛细胞数减少,异常纤毛的百分率明显增加,纤毛结构异常发生在干和顶部,包括纤毛细胞空泡变性、细胞膜凸出、形状改变等。

(二)小气道疾病

内径小于 2mm 的细支气管发生的病变,主要表现为管壁单核巨细胞和 CD8[+] T 细胞浸润,杯状细胞化生,平滑肌增生及纤维化,管腔扭曲狭窄,腔内不同程度黏液栓形成,管壁因肺气肿引起气道外部附着力降低。

（三）肺气肿

肺气肿是指终末支气管远端部分（包括呼吸性细支气管、肺泡管、肺泡囊和肺泡）膨胀，并伴有气道壁破坏，可为小叶中央型和全小叶型肺气肿。前者主要发生在吸烟者中，后者在 α-AT 缺乏者中更明显。这两种类型肺气肿是不同的病理过程还是同一种病理改变所致不同程度还有争议。

四、病理生理

（一）黏液分泌亢进和黏液纤毛功能障碍

平衡的黏液分泌和清除有助于物理防御功能，持续过多的黏液分泌会阻塞呼吸道，导致气流受限。慢阻肺患者往往合并纤毛结构、功能和黏液流变学特征改变，引起气道黏液纤毛清除功能障碍，从而加重慢性炎症。慢性黏液腺增生对预后的影响虽不如 FEV，但可使患者死亡的危险性增加 3～4 倍。

（二）呼吸生理异常和肺功能改变

1.肺容量

肺容量增加，又称肺过度充气（气体陷闭），是慢阻肺的特征，表现为肺总量（TLC）、功能残气量（FRC）和残气量（RV）增高。依据其发生机制，可将其分成静态肺过度充气和动态肺过度充气（DH）。

静态肺过度充气主要与肺弹性回缩力降低有关。由于肺弹性纤维组织破坏，使其弹性回缩力减小，结果 FRC 增加。静态肺过度充气主要见于慢阻肺后期及抗膜蛋白酶缺乏者。与静态肺过度充气相比，DH 可发生于所有慢阻肺患者，是引起肺容量增加的最常见原因。其形成机制主要与呼气受限和呼吸频率增加有关。在运动中需要增加通气量时，随着呼吸频率增加和呼气时间缩短，慢阻肺可发生 DH。值得注意的是，当 FRC 接近 TLC 且需要增加通气量时，增加潮气量（VT）和动员补呼气量（ERV）的潜力已显著减小，患者只有通过增加呼吸频率来增加分钟通气量，结果缩短呼气时间，加剧肺内气体潴留和 DH。DH 具有可逆性，已成为许多药物治疗的焦点。

肺过度充气还会对患者呼吸力学产生不利影响。正常人吸气时，由于肺容量远远低于胸廓自然位置（相当于 TLC 的 67%），要克服肺弹性回缩力和表面液体张力即可扩张胸廓。慢阻肺时由于 FRC 超过胸廓自然位置，吸气时还需克服胸廓弹性回缩力，明显增加呼吸功。DH 和肺容积增加还使膈肌低平及曲率半径变大、吸气肌纤维初长度缩短，导致患者吸气肌力量和耐力均降低，进一步诱发呼吸肌疲劳甚至呼吸衰竭。这在患者运动时或急性加重期尤为明显，与呼吸困难加重密切相关。

2.肺通气功能

不完全可逆性进行性气流受限、小气道纤维化和狭窄、肺泡弹性回缩力降低，以及维持小气道开放的支撑结构破坏和不同程度的可逆阻塞，均会降低慢阻肺患者用力肺活量（FVC）、第 1 秒用力肺活量（FEV）、FEV/FVC 和最大通气量（MVV），而最大呼气流速的降低往往不明显。

3.气体分布和换气功能

肺泡壁膨胀破裂，肺泡面积减少及肺泡周围毛细血管广泛损害，可使弥散功能减退。COPD 肺部病变程度不一，同一部位支气管和血管受累程度也不一致。患者某些肺区支气管病变严重，而肺泡毛细血管血流量减少不显著，致通气/血流比例降低，或称静-动脉分流样效应。另一些肺区的通气量变化不大，但肺泡周围毛细血管受损（如毛细血管网破坏、血管重建、血管收缩及肺泡内压增高等)使血流灌注减少,致通气/血流比例增高,或称无效腔样效应。弥散功能减退和通气/血流比例失调是除通气功能障碍外,导致慢阻肺并发低氧血症的重要原因,在COPD急性加重期更为明显。肺通气和换气功能障碍发展到一定程度(一般FEV<40%预计值),便会发生低氧血症和(或)二氧化碳潴留。慢阻肺早期机体可通过代偿,保持$PaCO_2$正常,主要为低氧血症。随着病情发展,患者不能对抗增加的通气负荷时,即出现CO_2潴留,低氧血症也将更为严重。部分患者在运动和睡眠时PaO_2可明显下降,出现低氧血症或使既存的低氧血症加重,有时睡眠较运动时更为明显。

(三)心血管等系统性影响

尽管慢阻肺患者肺毛细血管稀疏、狭窄和破坏,但不是引起肺动脉高压的主要原因,低氧性肺血管收缩是肺动脉高压最主要的病因。缺氧解除后,肺动脉压可恢复正常。长期慢性缺氧可引起肺小动脉平滑肌肥厚、内膜灶性坏死、纤维组织增生、血管狭窄和肺血管重构。慢性缺氧还可导致红细胞增多,血容量和黏度增高,形成多发性肺微小动脉原位血栓,增加肺循环阻力,加重肺动脉高压,最终发展成肺心病和右心衰。慢阻肺系统性炎症反应和全身氧化应激增强可产生全身影响,引起一系列合并症。

五、临床表现

(一)病史

COPD患病过程有以下特征:①患者多有长期较大量吸烟史,或生物燃料暴露史;②职业性或环境有害物质接触史,如较长期粉尘、烟雾、有害颗粒或有害气体接触史;③COPD有家族聚集倾向;④发病年龄多于中年后发病,症状好发于秋冬寒冷季节,常有反复呼吸道感染及急性加重史;COPD后期可出现低氧血症和(或)高碳酸血症,并发慢性肺源性心脏病(肺心病)和右心衰。

(二)症状

每个COPD患者的临床病情取决于症状严重程度(特别是呼吸困难和运动能力的降低)、全身效应和患者患有的各种合并症,而并不是仅仅与气流受限程度相关。COPD特征性的症状是慢性和持续性的呼吸困难、咳嗽和咳痰等(慢性咳嗽和咳痰常早于气流受限发生前多年。然而,需注意,有些患有严重气流受限的患者,临床上并无慢性咳嗽和咳痰的症状):①呼吸困难:这是COPD最重要的症状,为患者体能丧失和焦虑不安的主要原因,早期仅于劳累时出现,以后逐渐加重,以致日常活动甚至休息时也感觉气短;②慢性咳嗽:通常为首发症状,初起咳嗽呈间歇性,早晨较重,以后早晚或整日均有咳嗽,但夜间咳嗽并不显著。少数病例咳嗽不伴咳痰。也有少数病例虽有明显气流受限但无咳嗽症状;③咳痰:咳嗽后通常咳少量黏液性痰,部分患者在清晨较多;合并感染时痰量增多,常有脓性痰;④喘息和胸闷:不是COPD的特异性症状,部分患者特别是重症患者有明显的喘息,听诊有广泛的吸气或呼气相的哮鸣音;胸部紧闷感通常于劳力后发生,与呼吸费力和肋间肌收缩有关。临床上如果听诊没有发现哮鸣音,并不能排除COPD的诊断;也不能由于存在这些症状而确定支气管哮喘的诊断;此外还有全身性症状:在疾病的临床过程中,特别是在较重患者,可能会发生全身性症状,如体重下降、食欲缺乏、外周肌肉萎缩和功能障碍、精神抑郁和(或)焦虑等。COPD的合并症很常见,合并存在的疾病常使COPD的治疗变得复杂。COPD患者发生心肌梗死、心绞痛、骨质疏松、呼吸道感染、骨折、抑郁、糖尿病、睡眠障碍、贫血、青光眼和肺癌的危险性增加。合并肺癌时可咯血痰或咯血。

(三)体征

COPD早期体征不明显。随疾病进展,常有以下体征:①胸部过度膨胀、前后径增大、剑突下胸骨下角(腹上角)增宽及腹部膨凸等;常见呼吸变浅,频率增快,辅助呼吸肌如斜角肌及胸锁乳突肌参加呼吸运动,重症可见胸腹矛盾运动;患者不时采用缩唇呼吸以增加呼出气量;呼吸困难加重时常采取前倾坐位;低氧血症者可出现黏膜及皮肤发绀,伴右心衰者可见下肢水肿、肝脏增大;②由于肺过度充气使心浊音界缩小,肺肝界降低,肺听诊可呈过度清音;③两肺呼吸音可减低,呼气延长,平静呼吸时可闻干音,两肺底或其他肺叶可闻湿啰音;心音遥远,剑突部心音较清晰响亮。

(四)COPD急性发作(AECOPD)的临床表现

AECOPD是指COPD患者急性起病的过程,其特征是患者呼吸系统症状恶化,超出日常的变化,并且导致需要改变药物治疗。AECOPD最常见原因是气管-支气管感染,主要是病毒、细菌感染所致。

AECOPD的主要症状是气促加重,伴有喘息、胸闷、咳嗽加剧、痰量增加、痰液颜色和(或)黏度的改变及发热等,还可出现全身不适、失眠、嗜睡、疲乏、抑郁和精神紊乱等症状。与急性加重期前的病史、症状、体格检查、肺功能测定、血气等实验指标比较,对判断COPD严重程度尤为重要。对AECOPD患者,神志变化是病情恶化的最重要指标。AECOPD的实验室检查如下:①肺功能测定:对于加重期患者,难以满意地进行肺功能检查。通常FEV<1L提示严重发作。②动脉血气分析:呼吸室内空气下,PaO_2<60 mmHg和(或)SaO_2<90%,提示呼吸衰竭;若PaO_2<50 mmHg,$PaCO_2$>70 mmHg,pH<7.30,提示病情危重,需加严密监护或住ICU治疗。③胸片和心电图(ECG):胸片有助于COPD加重与其他具有类似症状疾病的鉴别。ECG对右心室肥厚、心律失常及心肌缺血诊断有帮助。螺旋CT扫描和血管造影,或辅以血浆D-二聚体检测是诊断COPD合并肺栓塞的主要手段。低血压和(或)高流量吸氧后PaO_2不能升至60 mmHg以上也提示肺栓塞。如果高度怀疑合并肺栓塞,临床上需同时处理COPD急性加重和肺栓塞。

六、辅助检查

(一)肺功能检查

肺功能检查是判断有无气流受限、诊断慢阻肺的"金标准",对其严重度评价、监测治疗反应和疾病进展、评估预后也有重要意义。应对所有慢性咳嗽、咳痰和危险因素接触史(即使没有出现呼吸困难)者进行肺功能检查,确诊最好在缓解期、吸入支气管舒张剂20 min后进行。吸入支气管舒张剂后FEV1/FVC<70%并排除其他疾病引起的气流受限即可确诊。其后每年至少随访1次肺功能。FEV1占预计值百分比是判断气流受限程度的良好指标。深吸气量(IC)=潮气量(VT)+补吸气量(IRV),与呼吸困难及运动能力的关系较FEV更密切,评价支气管舒张剂疗效也较FEV好。肺过度充气指标TLC、FRC和RV增高,RV/TLC增高,而VC降低。一氧化碳弥散量(DLCO)降低,DLCO与肺泡通气量(VA)之比(DLCO/V)较单纯DLCO更敏感。慢阻肺支气管舒张试验为阳性,特别是急性加重时,支气管舒张试验阴性的患者接受支气管舒张剂治疗也有益。

(二)胸部X线检查

早期X线胸片可无明显变化。有肺过度充气后可发现胸廓前后径增长,肋间隙增宽,肺野透亮度增高,膈肌低平,心影狭长。肺血管纹理残根状,肺外周血管纹理稀疏等,有时见肺大疱形成。

并发肺动脉高压和肺心病时,除右心增大的 X 线征外,还可有肺动脉圆锥膨隆、肺门血管影扩大及右下肺动脉增宽等。

(三)胸部 CT 检查

高分率 CT(HRCT)有助于本病的鉴别诊断,且对辨别小叶中央型或全小叶型肺气肿及确定肺大疱的大小和数量有很高的敏感性和特异性,对预计肺大疱切除或外科减容术的效果也有一定价值。研究还表明低剂量 CT 对早期诊断也有重要参考价值。

(四)动脉血气分析

FEV1<40％预计值及具有呼吸衰竭或右心衰临床征象者,均应行动脉血气分析。血气异常首先表现为轻中度低氧血症。随疾病进展,低氧血症逐渐加重,并出现高碳酸血症。

(五)睡眠呼吸监测

睡眠呼吸监测适用于怀疑睡眠呼吸暂停或者睡眠时低氧血症者。慢阻肺患者睡眠呼吸暂停发生率与相同年龄的普通人群大致相同,但是两种情况并存时睡眠中血氧饱和度下降更显著。

(六)其他检查

COPD 并发感染时,痰涂片可见大量中性粒细胞,痰培养可检出各种病原菌,常见肺炎链球菌、流感嗜血杆菌、卡他莫拉菌、肺炎克雷白杆菌等,革兰阴性杆菌的比例高于社区获得性肺炎。部分急性发作者的血白细胞计数增多。慢性缺氧者血红蛋白升高,并发肺心病者血黏度增高。早年出现严重肺气肿者 α-抗蛋白酶量或活性可能降低,该病多见于白种人。

七、诊断

根据吸烟等高危因素接触史,呼吸困难、慢性咳嗽或多痰等症状可考虑 COPD 的临床诊断,确诊需行肺功能检查。吸入支气管舒张剂后 FEV1/FVC<70％是 COPD 诊断的必备条件。但也有少数患者并无咳嗽、咳痰,仅在肺功能检查时发现 FEV1/FVC<70％,在排除其他疾病后,也可诊断为 COPD。

八、鉴别诊断

COPD 应与支气管哮喘、充血性心力衰竭、支气管扩张症、肺结核等鉴别。

(一)支气管哮喘

COPD 主要与支气管哮喘进行鉴别诊断。一般认为 COPD 患者有重度的吸烟史,影像学上有肺气肿的证据,弥散功能降低,慢性低氧血症等支持 COPD 的诊断。而支气管哮喘则与上述 4 项特征相反,且应用支气管扩张剂或皮质激素后肺功能显著改善则支持哮喘的诊断。

发病机制的差异:COPD 的炎症过程与支气管哮喘有本质的差别,如同时患有这两种疾病,具有这两种疾病的临床和病理生理特征,鉴别 COPD 和支气管哮喘就相当困难。但 COPD 与哮喘的病因、病程中所涉及的炎症细胞、所产生的炎症递质均不同,且对皮质激素治疗的效果也不一样。

(二)充血性心力衰竭

COPD 的重要临床表现是呼吸困难,而呼吸困难是心功能不全(充血性心力衰竭)的重要症状之一,有时临床上 COPD 需要与充血性心力衰竭相鉴别。充血性心力衰竭的主要症状为呼吸困难、发绀、咳嗽、咯血性痰、乏力等。痰中有大量的心力衰竭细胞。体格检查发现左心增大、心前区器质性杂音、肺动脉瓣第二音亢进、奔马律、双肺低湿音等。

充血性心力衰竭所致呼吸困难的临床特点可概括如下:①患者有重症心脏病存在,如高血压心脏病、二尖瓣膜病、主动脉瓣膜病、冠状动脉粥样硬化性心脏病等;②呼吸困难,在坐位或立位减轻,卧位时加重;③肺底部出现中、小湿啰音;④X线检查心影有异常改变,肺门及其附近充血,或兼有肺水肿征;静脉压正常或升高。

急性右心衰见于肺栓塞所致的急性肺源性心脏病,主要表现为突然出现的呼吸困难、发绀、心动过速、静脉压升高、肝大与压痛、肝颈回流征等。严重病例(如巨大肺栓塞)迅速出现休克。

COPD合并肺心病时,临床上需与反复发生肺血栓栓塞所致的慢性肺源性心脏病相鉴别。但两者一般较容易区别,COPD患者往往有长期咳喘病史,而肺血栓栓塞所致的肺心病则有深静脉血栓病史;COPD患者有肺气肿体征,听诊可闻哮鸣音或干咳音,胸部X线检查显示肺部过度充气等,肺功能检查可发现气流受限。而肺血栓栓塞所致肺心病则缺乏这些特点。

(三)支气管扩张症

支气管扩张患者有时可合并气流受限,支气管扩张多数有肺炎病史,特别是麻疹、百日咳、流感等所继发的支气管性肺炎。咯血是支气管扩张的常见症状,90%患者有不同程度的咯血,并可作为诊断的线索。

支气管扩张的多发部位是下肺,以左下叶较右下叶为多见,最多累及下叶基底支。病变部位出现呼吸音减弱和湿啰音,位置相当固定,体征所在的范围常能提示病变范围的大小。常有杵状指(趾)。

胸部HRCT扫描可用于支气管扩张的诊断,HRCT扫描诊断支气管扩张的敏感性为63.9%～97%,特异性为93%～100%。HRCT扫描可显示2 mm支气管,增强影像清晰度。支气管扩张的CT表现如下:①柱状支气管扩张:如伴发黏液栓时,呈柱状或结节状高密度阴影。当支气管管腔内无内容物时,表现为支气管管腔较伴随的肺动脉内径明显增大,管壁增厚,呈现环状或管状阴影,肺野外带见到较多的支气管影像。②囊状支气管扩张:常表现为分布集中,壁内、外面光滑的空腔,有时可见液平。③支气管扭曲及并拢:因肺部病变牵拉导致支气管扩张时,常合并支气管扭曲及并拢。

(四)肺结核

肺结核与COPD不同,肺结核患者中青壮年占大多数,常常以咯血为初发症状而就诊。咯血后常有发热,这是由于病灶弥散及病情发展所致。患者常同时出现疲乏、食欲缺乏、体重减轻、午后潮热、盗汗、脉快、心律失常等全身中毒症状。

临床上细菌学检查是肺结核诊断的确切依据,但并非所有的肺结核都可得到细菌学证实。痰结核菌检查阳性可确诊为肺结核,且可肯定病灶为活动性。但痰菌阴性并不能否定肺结核的存在,对可疑病例须反复多次痰液涂片检查,如有需要,可采取浓集法、培养法、PCR法、BACTEC法。在咯血前后,因常有干酪性坏死物脱落,其中痰菌阳性率较高。

(五)闭塞性细支气管炎

闭塞性细支气管炎是一种小气道疾病,患者可能有类风湿关节炎病史或烟雾接触史,发病年龄通常较轻且不吸烟。临床表现为快速进行性呼吸困难,肺部可闻及高调的吸气中期干鸣音;胸片检查提示肺过度充气,但无浸润阴影,CT扫描在呼气相显示低密度影。肺功能显示阻塞性通气功能障碍,而一氧化碳弥散功能正常。肺活检显示直径为 1~6 mm 的小支气管和细支气管的瘢痕狭窄和闭塞,管腔内无肉芽组织息肉,而且肺泡管和肺泡正常。闭塞性细支气管炎对皮质激素治疗反应差,患者常常预后不良。

(六)弥散性泛细支气管炎(DPB)

弥散性泛细支气管炎是一种鼻旁窦-支气管综合征,其特征为慢性鼻旁窦炎和支气管炎症。主要表现为慢性咳嗽、咳痰,伴有气流受限和活动后呼吸困难,并可导致呼吸功能障碍。常有反复发作的肺部感染,并可诱发呼吸衰竭。DPB 与 COPD 在临床症状有相似之处,DPB 可被误诊为 COPD、支气管扩张和肺间质纤维化等。DPB 和 COPD 虽均表现为阻塞性通气功能障碍,但 COPD 患者的胸片缺乏结节状阴影。病理学检查有助于对本病的确诊。

九、慢性阻塞性肺疾病急性加重期的治疗

(一)药物治疗

慢性阻塞性肺疾病急性加重期的药物治疗最常用的三大类药物是支气管扩张剂、糖皮质激素和抗菌药物。

1.支气管扩张剂

单一吸入短效 β2 受体激动剂,或短效 β2 受体激动剂和短效抗胆碱能药物联合吸入,通常在急性加重时为优先选择的支气管扩张剂。研究显示,单一吸入短效 β 受体激动剂或短效抗胆碱能药物或两者联合吸入在短期(90 min)和长期(24 h)FEV1 改善上未呈现显著差异。使用定量吸入器和雾化吸入没有区别,后者可能更适合于较重的患者或者吸入器使用困难者,但雾化吸入导致空气中病原体传播的潜在风险可能限制其使用。研究表明,92%的患者可以正确有效地使用定量吸入器,58%的患者认为定量吸入器比雾化吸入使用更简单。

急性加重时长效支气管扩张剂(LABA)合并吸入性糖皮质激素(ICS)是否效果更好尚不确定。对 14 项研究进行系统评价的结果显示,慢阻肺急性加重患者合用 ICS/LABA 和单独使用 LABA 的住院率和病死率没有明显差异,合用 ICS/LABA 比单独使用 LABA 的患者在生活质量症状评分、急救药物的使用和 FEV1 等方面有一定的改善,而合用 ICS/LABA 发生肺炎的风险更高。

茶碱是一种非选择性的磷酸二酯酶抑制剂,具有舒张支气管的作用,对于其在慢阻肺急性加重患者中的应用,现有的临床研究数据不能提供足够的支持。一项纳入 4 项临床研究在 169 名慢阻肺急性加重患者中进行的系统评价结果显示,静脉注射氨茶碱组和安慰剂组 2 hFEV 水平没有明显差异,3 dFEV 水平显著升高。1 周内再入院率、住院时间、症状评分等两组没有显著差异。氨茶碱组较安慰剂组的不良反应显著增加,恶心呕吐的发生率是安慰剂组的 5 倍,其他包括震颤、心律失常等未达到统计学意义。茶碱可能适用于短效支气管扩张剂效果不好的患者,其常见的不良反应要求临床医生在选择患者时更加慎重。在 19 111 名稳定期慢阻肺患者中进行的系统评价显示,使用磷酸二酯酶 4 抑制剂可以显著降低急性加重发生的风险,实验组比安慰剂组急性加重的发生可减少 6%,同时胃肠道不良反应显著增加。未来关于磷酸二酯酶抑制剂是否能用于慢阻肺急性加重患者,需要更多大规模长期的临床研究加以明确。

2.糖皮质激素

使用糖皮质激素能够缩短康复时间,改善肺功能(FEV1)和动脉血氧分压(PaO_2),并降低早期

复发的危险性,减少治疗失败率和缩短住院时间,同时伴随血糖升高等不良反应的风险。研究显示吸入布地奈德和口服泼尼松在改善 FEV1、症状、生活质量及治疗失败率、缓解药物使用和再发加重方面没有显著差异,而后者血糖升高的发生率更高。在慢阻肺急性加重住院患者中进行的研究提示,口服低剂量激素和静脉注射高剂量激素的治疗失败率无差异,而经倾向性配对分析发现口服激素的治疗失败率更低、住院时间更短、花费更少。激素除了上述的口服或静脉应用之外,在急性发作期能否雾化吸入呢?对此进行了研究,发现雾化吸入激素(布地奈德)与口服激素(泼尼松)相比,FEV1 的改善、$PaCO_2$ 的降低和不良反应的发生率均相同,只是 PaO_2 改善没有口服激素明显,但发生高血糖的比例比口服激素低。因此,雾化吸入布地奈德有可能是替代口服或静脉应用激素治疗慢阻肺急性加重的较好方法。但是,目前这方面的研究还不够,尚未对其合适的剂量和疗程达成共识,其对减少慢阻肺急性加重的发作次数和延长发作间隔是否有作用还有待于今后进一步研究。

3.抗菌药物

研究报道 50%～80%的慢阻肺急性加重由呼吸系统感染引起,其中细菌感染占 40%～60%,病毒感染约占 30%,细菌/病毒混合感染 20%～30%。感染引起急性加重的患者较未感染者的肺功能损伤更重,住院时间更长,尤其是合并混合感染的患者。美国一项多中心回顾性研究显示慢阻肺急性加重患者早期采用抗生素治疗较未使用抗生素者机械通气的使用率、再入院率和病死率都大大降低。对 11 项研究进行的系统评价提示,使用抗生素可以显著降低慢阻肺急性加重住院患者的治疗失败率,缩短 ICU 患者的住院时间和降低病死率。长期或间断使用抗生素可以减少气道细菌定植和抑制支气管炎症,从而预防慢阻肺急性加重和改善患者的生活质量。

慢阻肺急性加重患者呼吸系统感染常见的病原体包括肺炎链球菌、流血嗜血杆菌、卡他莫拉菌、副流血嗜血杆菌、铜绿假单胞菌等。其中,肺炎链球菌是主要致病菌,常见于肺功能差、急性加重频发、有合并症的患者。抗菌药物类型应根据当地细菌耐药情况选择。一项在美国 375 家急诊医院 19 608 名慢阻肺急性加重患者中进行的回顾性研究显示,应用大环内酯类与喹诺酮类药物的患者治疗失败率、住院时间和花费无显著差异。而我国大部分地区肺炎链球菌对大环内酯类药物高度耐药,因此,因地制宜、因人而异地选择抗生素至关重要。

抗生素滥用是病原菌耐药的主要原因,安全有效地选择抗生素的种类和使用人群可以缓解病原菌耐药的严峻形势。一项前瞻性的干预研究显示有脓痰的使用抗生素的慢阻肺急性加重患者与没有脓痰未使用抗生素的患者的治疗失败率一致,提示后者可以避免抗生素的使用。《慢阻肺全球策略》指出:当慢阻肺急性加重具有 3 个症状,即呼吸困难、痰量增加、脓性痰时推荐使用抗菌药物,如果仅有两个症状且其中一个是脓性痰时也推荐使用。此外,还包括病情危重需要机械通气的患者。

研究发现 CRP 的水平与细菌的存在相关,随着 CRP 水平的升高,抗生素的疗效逐渐增强,而 PCT 水平较低($<1\ \mu g/L$)的患者在抗生素治疗中更受益。这些生物标志物将有助于临床医生选择抗生素,并为其未来是否能用于慢阻肺急性加重的治疗提供思路。

抗生素联合全身应用激素治疗效果尚存在争议。一项在慢阻肺急性加重患者中进行的随机双盲对照研究显示,多西环素联合激素组较安慰剂联合激素组 10 d 临床治愈率、微生物治愈率显著提高,症状明显改善,治疗失败所致开放性抗生素的使用明显下降,而 30 d 临床治愈率两组无显著差异。

(二)呼吸支持

慢阻肺急性加重患者合并呼吸衰竭的病死率显著增高。控制性氧疗和机械通气可以通过改善酸中毒和高碳酸血症防治急性呼吸衰竭。

1.控制性氧疗

氧疗的目标是维持患者的血氧饱和度在 $88\%\sim92\%$。氧疗应采用个体化治疗,时间和流量应根据患者的急性加重程度和血氧情况进行调整,氧疗开始 $30\sim60$ min 后应进行动脉血气分析检查。

研究显示,在慢阻肺急性加重患者的入院前处理中,滴定氧疗患者比高流量氧疗患者的病死率下降 78%,呼吸性酸中毒和高碳酸血症的发生明显减少。慢阻肺急性加重患者高流量吸氧可以加剧通气血流比值失调,降低肺泡通气量,导致二氧化碳潴留,加重高碳酸血症,甚至引起患者意识障碍。然而,此时如果突然停止氧疗,可能导致致命的反弹性低氧,血氧分压甚至低于吸氧前。正确的处理方法是,尽快给予机械通气支持,在其就绪前可以给予 28% 或 35% 的 Ventura 面罩给氧,根据患者当时的二氧化碳分压而定。

2.机械通气

1)无创通气:无创正压通气(NPPV)可以显著降低慢阻肺急性加重的病死率、气管插管率和治疗失败率,迅速改善 1 hpH、$PaCO_2$ 和呼吸速率,并减少并发症和住院时间。

《慢阻肺全球策略》推荐无创通气(NIV)的使用至少符合以下一个条件:①呼吸性酸中毒[动脉血 pH≤7.35 和(或)$PaCO_2$＞45 mmHg];②严重呼吸困难合并临床症状,提示呼吸肌疲劳、呼吸功增加,如应用辅助呼吸机呼吸、出现胸腹矛盾运动或者肋间隙肌群收缩。轻中度呼吸衰竭患者(7.25≤pH≤7.35)NIV 治疗失败率为 $15\%\sim20\%$,重度呼吸衰竭患者(pH＜7.25)NIV 治疗失败率达 $52\%\sim62\%$。研究表明,相比药物治疗,应用 NIV 治疗的患者的 1 hpH、呼吸速率改善更快,呼吸困难时间更短,1 年再入院率更低,长期预后更好。对于有创通气(IMV)来说,使用 NIV 的病死率并没有显著增高,而并发症更少,比如呼吸机相关肺炎、脱机困难等。因此,即使对于 NIV 失败风险较高的患者,排除意识丧失、气道痉挛、需要保护气道等特殊情况,考虑应用 NIV 也是合理的。对于 pH≥7.35 的伴高碳酸血症的慢阻肺急性加重患者,有研究表明早期应用 NIV 可以显著降低住院时间并快速改善 $PaCO_2$ 和 pH。此外,NIV 可以增强慢阻肺急性加重患者的运动耐力,有助于尽快康复。

目前,关于 NIV 应用时机选择的问题仍然存在争议。有研究认为,对于中重度酸中毒患者应尽早给予 NIV 治疗,患者一旦出现中度呼吸性酸中毒(pH≤7.35,$PaCO_2$升高)应立即进行 NIV。而有的研究认为,对于死亡风险低的慢阻肺急性加重患者,NIV 的效果并不显著,而过度使用 NIV 可能会浪费医疗资源。由于很难找到一个客观的量化标准来衡量,未来需要一种优化的多维的方法进行研究。

2)有创通气:有创机械通气(IMV)可以降低呼吸频率,改善 PaO_2、$PaCO_2$ 和 pH,降低病死率和治疗失败的风险,但是伴随并发症(呼吸机相关肺炎、气压伤、脱机困难)的发生和住院治疗时间的延长。一些观点认为,慢阻肺患者死于急性呼衰的病死率比插管的患者死于非慢阻肺病因的病死率低。然而,有证据表明一些本可能生存下来的患者对预后持盲目悲观态度而拒绝接受插管。

《慢阻肺全球策略》推荐有创通气指征如下:不能耐受 NIV 或 NIV 治疗失败(或不适合 NIV);

呼吸或心脏暂停;呼吸暂停伴有意识丧失或急促喘息;精神状态受损,严重的精神障碍需要镇静剂控制;长期不能排出呼吸道的分泌物;心率<50次/分,伴有意识丧失;严重的血流动力学不稳定,对液体疗法和血管活性药物无反应;严重的室性心律失常;威胁生命的低氧血症,不能耐受NIV。实际情况中,IMV的应用受很多因素影响,包括患者的年龄、BMI、呼吸症状、血气分析情况、意识状态、合并症等。此外,医生、指南、ICU的负荷、患者的意愿、既往气管插管情况等在评估患者的适应性时也应纳入考虑。随着NIV的广泛应用及临床医生经验的积累,NIV应用的范围较前更广,成功率更高,而IMV的应用范围相应缩小。

3)有创 α-无创序贯机械通气:有创 α-无创序贯机械通气是针对慢阻肺病情特点及规律的机械通气策略。序贯通气是指呼吸衰竭患者行有创机械通气后,在未达到拔管 α-撤机标准之前即撤离有创通气,继之以无创性机械通气(NIPPV),然后逐渐撤机的通气方式。实施序贯通气的一个关键在于准确把握有创通气转为无创通气的切换点。实施序贯通气时,有创通气过早转为NIPPV则可能因NIPPV无法维持通气而导致再次插管,过迟转为NIPPV则可能出现机械通气相关肺炎(VAP)。因此,我国学者提出的以"肺部感染控制窗(PIC窗)"作为有创通气和无创通气之间的切换点,符合慢阻肺急性加重的治疗规律,能比较准确地判断早期拔管时机,显著改善治疗效果。

该观点认为,慢阻肺急性加重时,支气管-肺部感染和通气功能不全两者同时存在,通过有创通气、有效引流痰液、合理应用抗生素后(有创通气5~7d),感染多可得到控制,临床上表现为痰量减少、痰液变稀、痰色转白、体温下降、白细胞计数降低、X线胸片上支气管-肺部感染影消退,这一肺部感染得到控制的阶段即称PIC窗。PIC窗是支气管-肺部感染相关的临床征象出现好转的一段时间,而呼吸肌疲劳仍明显,并成为需使用机械通气的主要原因,此时撤离有创通气,继之无创通气,既可进一步缓解呼吸肌疲劳,改善通气功能,又可避免长时间应用有创通气易导致的呼吸机相关肺炎的发生,为以后撤除无创通气创造条件。随后在我国进行的多中心随机对照研究也表明,以PIC窗为切换点行有创-无创序惯性机械通气治疗慢阻肺急性加重并严重呼吸衰竭患者,不仅能明显缩短有创通气时间,减少VAP发生,并且能降低患者的病死率。这项研究中序贯通气组较常规通气组VAP发生率明显下降,且拔管后再插管例数无明显差异,表明以PIC窗作为有创通气转为NIPPV的切换点具有良好的安全性。该研究中还强调,有创-无创通气的连贯性,即在患者撤离有创通气后即刻行NIPPV,给予患者持续的正压通气支持,否则可能导致病情反复甚至恶化。国外有关慢阻肺急性加重应用有创-无创序贯通气策略的试验所得到的结论与该研究类似,序贯通气可明显缩短有创通气时间,减少VAP,缩短住ICU时间,降低病死率。国内的这项研究与国外研究的主要区别在于有创通气转为NIPPV的切换点不同。国外研究在有创通气早期以T管撤机试验为标准,对撤机试验失败的患者行序贯通气,我国学者认为,对肺部感染不显著的患者可采用此法,而对支气管-肺部感染明显的患者,以PIC窗的出现作为切换点,可能更符合慢阻肺急性加重的治疗规律。

总而言之,慢阻肺急性加重的治疗采用逐步升级治疗策略,合理的药物治疗和适当的氧疗是基础治疗,早期采用NIV可以预防临床症状的恶化,对于有气管插管指征的患者应尽早插管。此外,维持液体平衡、注意利尿剂的使用、抗凝、治疗合并症、改善营养状况和院外治疗对慢阻肺急性加重患者同样重要。社区护士的家访可以降低出院较早的慢阻肺急性加重患者的再入院率。安全有效的肺康复治疗可以改善慢阻肺急性加重患者的生活治疗,降低住院率和病死率。戒烟、流感疫苗和肺炎链球菌疫苗可以减少住院次数并预防慢阻肺急性加重的发生。

近年来，越来越多的研究发现，一些生物标志物可以独立预测慢阻肺急性加重患者的预后。血清尿酸、超敏肌钙蛋白 T、MR-促肾上腺素等与慢阻肺急性加重患者的病死率和住院次数呈正相关、肽素可以稳定预测慢阻肺急性加重患者的短期和长期预后，与住院时间延长和治疗失败（发病后 6 个月内再发或死亡）显著相关。这些生物标志物未来可能用于评价疗效、指导治疗及预测预后，有助于个体化治疗的实现。

十、稳定期 COPD 的处理原则

根据 COPD 病情评估的严重程度不同，选择的治疗方法也有所不同。一般来说，COPD 的稳定期治疗分为两大部分：非药物治疗和药物治疗。

（一）非药物治疗

1.预防性治疗：若 COPD 患者出现严重的营养不良情况，则会加重其病情。因此，COPD 患者要注重加强营养，增加高蛋白、高脂肪、低碳水化合物的摄入量，最大限度地避免摄入过多的葡萄糖，对钠盐的摄入加以严格的控制；增加饮水量，以顺利排出痰液。

2.氧疗：实施氧疗，可以减缓慢性阻塞性疾病病情的进展，可以延长此类患者的生存期，使此类患者心脏的负担得以缓解，使此类患者的生活质量得以改善，降低此类患者的病死率。

3.康复治疗：加强肺康复治疗，可以将 COPD 患者残余的肺功能得以充分发挥，使肺部感染的发生得以减少，使此类患者的运动耐力得以增强，对改善此类患者的临床症状、改善预后具有至关重要的作用。一般情况下，可以指导患者进行体能锻炼、耐寒锻炼、呼吸锻炼（腹式呼吸、缩唇呼吸）等。

（二）药物治疗

1.支气管舒张剂：给予 COPD 患者支气管舒张剂，可以使患者的支气管平滑肌得以松弛，可以使气流阻力得以缓解，进而可以使此类患者的相关症状得以有效改善。一般情况下，经常采用吸入治疗这种给药方式，这样即使产生不良反应，不良反应的程度也会比较轻微。当前，经常采用的支气管扩张剂有 β2 受体激动剂、抗胆碱能药、茶碱等。

2.糖皮质激素：根据患者的情况，按疗程定时定量地让 COPD 患者吸入激素，可以对 COPD 患者病情恶化的次数加以有效的控制，这样可以使此类患者的生活质量得以改善。当前，在临床上经常采用的吸入类激素有布地奈德、丙酸氟替卡松等，这样可以使患者气管的高反应性得以改善。

3.其他药物治疗：相关研究结果提示，COPD 患者可以打流感疫苗，这样可以使急性加重情况的发生得以减少，可以降低 COPD 患者的死亡率。一般情况下，可以在秋季的时候打一次流感疫苗，也可以在秋季和冬季各打一次流感疫苗。

十一、COPD 合并症的处理

COPD 常常和其他疾病合并存在，常见为心血管疾病、骨质疏松、焦虑和抑郁、肺癌、感染、代谢综合征和糖尿病等。这些疾病的存在可对疾病的进展产生显著影响。COPD 患者无论病情轻重，均可出现合并症，鉴别诊断有时很困难。如果患者同时患有 COPD 和心力衰竭，则心力衰竭恶化可影响 COPD 急性加重。

(一)心血管疾病

心血管疾病(CVD)是COPD的主要合并症,可能是与COPD共同存在的最为常见的疾病。CVD常见4种类型:缺血性心脏病(IHD)、心力衰竭(HF)、心房颤动(AF)和高血压。

1.IHD

COPD患者中IHD是增加的,但COPD患者发生心肌损伤容易被忽略,因而IHD在COPD患者中常常诊断不足。

COPD患者合并IHD治疗:目前无证据表明在存在COPD时,IHD的治疗有所不同。无论是治疗心绞痛或其后的心肌梗死,在相当多合并IHD的患者中,β受体阻断剂有应用指征。选择性β受体阻断剂治疗是安全的,但这是根据相对较少的研究而获得的结论。治疗IHD时,如果β受体阻断剂有指征时,其有益的一面高于治疗带来的潜在风险,即使重症COPD患者也如此。IHD患者的COPD治疗:按COPD常规治疗进行,目前无证据表明在患有IHD时COPD的治疗有所不同。在合并存在不稳定型心绞痛时,应该避免使用高剂量的β受体激动剂。

2.HF

HF也是COPD常见的一种合并症。大约30%稳定期的COPD患者合并一定程度的HF,HF的恶化需要与COPD急性加重进行鉴别诊断。此外,大约30%的HF患者临床上合并COPD。合并COPD常常是急性HF患者住院的原因。HF、COPD和哮喘是呼吸困难常见原因,经常被混淆。临床上处理这些合并症时需要格外小心。

COPD患者合并HF治疗:HF应该按照常规HF指南进行治疗。现无证据表明,存在COPD时HF的治疗有所不同。选择性β受体阻断剂治疗显著改善HF的生存率,然而合并COPD却成为患者不能获得充分治疗的最为常见的原因。但是,HF患者如果合并COPD在进行治疗时,应该与治疗HF相似,考虑应用选择性β受体阻断剂治疗是安全的。研究表明,在应用比索洛尔治疗COPD患者合并HF时,FEV是降低的,但并没有出现症状和生命质量的恶化。通常,实际上选择性β受体阻断剂优于非选择性β受体阻断剂。选择性β受体阻断剂治疗HF的临床优越性,明显高于治疗带来的潜在风险,即使在重症COPD患者中也是如此。

HF患者的COPD治疗:COPD应该按常规进行治疗,目前无直接的证据表明合并HF时COPD的治疗有所不同。这是根据在HF患者合并COPD的长期研究而获得的结论。研究发现,HF患者吸入β受体激动剂治疗增加了死亡和住院的风险,提示重症HF患者在进行COPD治疗时需要密切随诊。

3.AF

AF是一种最为常见的心律失常,COPD患者中AF的发生率增加。COPD合并AF对于临床医师而言,是一个难题。由于疾病的共同存在,造成明显的呼吸困难和活动能力下降。

COPD患者合并AF的治疗:目前没有证据表明,合并COPD时AF的治疗与其他患者有所不同。如果应用β受体阻断剂,则优先应用选择性β受体阻断剂。

AF患者的COPD治疗:COPD应该按常规进行治疗,但目前在AF患者中应用治疗COPD的药物尚无充分的证据。因为在临床研究中,这些患者常常被排除。临床上设想,如果应用大剂量的β受体激动剂治疗应当分外小心,以免难以控制心率。

4.高血压

在COPD患者中,高血压是最为常见的合并症,对疾病的进展产生很大的影响。COPD患者合并高血压,高血压应该按照高血压指南进行常规治疗,目前没有证据表明,合并 COPD 时高血压的治疗有所不同。在目前的《高血压指南》中,选择性 β 受体阻断剂的治疗作用已经不那么重要了。如果 COPD 患者要应用这类药物,则应该选择选择性 β 受体阻断剂。同样,高血压患者的 COPD 治疗,应该按常规进行治疗。

(二)骨质疏松

骨质疏松是 COPD 的主要合并症,经常被漏诊,可伴有健康状况的恶化和疾病进展。与其他 COPD 亚组相比,骨质疏松更多见于肺气肿患者。在体质指数下降和无脂体重降低的 COPD 患者中,骨质疏松也较多见。骨质疏松的患者在患有 COPD 时,其稳定期 COPD 的治疗同样与常规治疗一样。研究表明,吸入曲安西龙可能导致骨质丢失的增加。另外研究发现,吸入布地奈德或者吸入氟替卡松则没有出现类似情况。研究还发现吸入糖皮质激素和骨折之间的关系,然而,这些研究并未考虑到 COPD 的严重程度和急性加重及药物治疗。

全身应用糖皮质激素治疗显著增加了骨质疏松的风险,应该避免在 COPD 急性加重时反复使用糖皮质激素治疗。

(三)焦虑和抑郁

焦虑和抑郁也是 COPD 常见的并发症,两者常发生在年龄较轻、女性、吸烟、FEV 较低、咳嗽、SGRQ 评分较高及合并有心血管疾病的患者中。焦虑和抑郁的患者如果并发 COPD 时,也按照 COPD 的常规进行治疗。应该重视肺康复对这类患者的潜在效应,体育活动通常对抑郁有一定的疗效。

(四)肺癌

COPD 患者常合并肺癌。在轻度 COPD 患者中,肺癌是患者死亡最为常见的原因。COPD 患者合并肺癌的治疗应该按照《肺癌的指南》进行,但是由于 COPD 患者肺功能常常明显降低,肺癌的外科手术治疗往往受到一定限制。肺癌患者如果并发 COPD,其治疗也与往常一样,没有证据表明合并肺癌后其治疗有所不同。

(五)感染

重症感染,尤其是呼吸道感染,在 COPD 患者中常见。COPD 患者合并感染在治疗时,应用大环内酯类抗生素可以增加茶碱的血浓度。此外,合并 COPD 时的感染治疗,目前并无证据表明应该有所不同。但是,反复应用抗生素治疗可能增加抗生素耐药菌株的风险,严重感染时需要较为广泛的细菌培养。感染患者合并 COPD 的处理时,COPD 的治疗同往常一样。但如果患者在吸入糖皮质激素治疗时反复发生肺炎,则应该停止吸入糖皮质激素,以便观察是否是应用这一药物而导致反复发生肺炎的。

(六)代谢综合征和糖尿病

COPD 患者中合并代谢综合征和糖尿病较为常见,而且糖尿病对疾病的进展有一定影响。COPD 患者合并糖尿病的治疗,其糖尿病应该按常规指南进行。但是,对于重症 COPD 患者,不主张其体质指数<21。如果糖尿病患者患有 COPD 时,其 COPD 的治疗也同往常一样。

第三节 支气管哮喘

支气管哮喘简称哮喘,是由多种细胞(如嗜酸性粒细胞、肥大细胞、T 细胞、中性粒细胞、平滑肌细胞、气道上皮细胞等)和细胞组分参与的气道慢性炎症性疾病。主要特征包括气道慢性炎症,气道对多种刺激因素呈现的高反应性,广泛多变的可逆性气流受限及随病程延长而导致的一系列气道结构的改变,即气道重构。临床表现为反复发作的喘息、气急、胸闷或咳嗽等症状,常在夜间及凌晨发作或加重,多数患者可自行缓解或经治疗后缓解。根据《全球和我国哮喘防治指南》提供的资料,经过长期规范化治疗和管理,80%以上的患者可以达到哮喘的临床控制。

一、病因

目前认为哮喘的发生受宿主因素和环境因素双重影响。

(一)宿主因素

1.遗传

哮喘与多基因遗传有关,具有明显家族聚集倾向。国际哮喘遗传学协作研究组等组织将哮喘候选基因定为多条染色体,包括染色体 1、2、3、7、8、12、13、14、16、17、20 等的不同位点。这些哮喘遗传易感基因与气道高反应性、IgE 调节和特应性反应相关。

2.特应性

特应性患者气道嗜酸性粒细胞、T 细胞升高明显,非特应性患者与中性粒细胞升高相关。

3.气道高反应性

见下文发病机制中的相关概述。

4.性别和种族

早期研究发现,儿童中黑种人较白种人患哮喘风险高,但种族并不是决定因素,这可能与诊断和治疗差异有关;男性多为早期发作型,女性多为晚期发作型,即年龄小于 15 岁的男孩和年龄至少为 30 岁的妇女先后出现两个发病高峰。

5.肥胖

体重超重、惯于久坐、活动少、长时间逗留在室内,增加个体暴露于家中过敏原的危险性。

(二)环境因素

1.变应原

屋尘螨和真菌是室内空气中的主要变应原。花粉与草粉是室外常见的变应原,木本植物(树、花粉)常引起春季哮喘,而禾本植物的草类花粉常引起秋季哮喘。

2.职业性致敏物

常见的变应原有谷物粉、面粉、动物皮毛等。低分子量致敏物质的作用机制尚不明确,高分子量的致敏物质可能是通过与变应原相同的变态反应机制致过敏患者诱发哮喘。

3.药物、食物及添加剂

药物引起哮喘发作有特异性和非特异性反应两种,前者以生物制品过敏最常见,而后者发生于使用交感神经阻断药、副交感神经增强剂以及环氧化酶抑制剂,如普萘洛尔(心得安)、新斯的明、阿司匹林等。食物过敏大多属于Ⅰ型变态反应,如牛奶、鸡蛋、海鲜及调味食品类等可作为变应原。

4.感染

呼吸道病毒感染与哮喘的形成和发作有关,最常见的是鼻病毒。细菌、衣原体和支原体感染在哮喘中的作用尚存争议。

5.烟草暴露、空气及环境污染

与哮喘发病关系密切,最常见的是煤气(尤其是 SO_2)、油烟、被动吸烟、杀虫喷雾剂等。

哮喘的发作可具有相同的诱发因素,如变应原、空气污染物、呼吸道感染、二氧化硫、食物添加剂和药物等。此外下列因素也可诱导哮喘发作。

1)精神因素:紧张不安、情绪激动等会促使哮喘发作,一般认为是通过大脑皮质和迷走神经反射或过度换气所致。

2)运动和通气过度:有70%~80%的哮喘患者在剧烈运动后诱发哮喘发作,称为运动性哮喘。其机制可能为剧烈运动后过度呼吸,使气道黏膜上皮的水分和热量丢失,导致暂时渗透压过高,诱发支气管平滑肌痉挛。

3)气候改变:气温、相对湿度、气压和空气中离子等发生改变时可诱发哮喘,故在寒冷季节或秋冬气候转变时较多发病。

4)月经、妊娠等生理因素:不少女性哮喘患者在月经前3~4 d有哮喘加重的现象,可能与经前期黄体酮的突然下降有关。妊娠对哮喘的作用主要表现为机械性的影响及哮喘有关的激素变化,一般无规律性。

二、发病机制

哮喘的发病机制尚不完全清楚。多数人认为哮喘与变态反应、气道炎症、气道反应性增高及神经机制等因素相互作用有关。

(一)变态反应

当变应原进入具有特应性体质的机体后,可刺激机体通过 T 细胞的传递,由 B 细胞合成特异性 IgE,并结合于肥大细胞和嗜碱性粒细胞表面的高亲和性的 IgE 受体(FcER);IgE 也能结合于某些 B 细胞、巨细胞、单核细胞、嗜酸性粒细胞、NK 细胞及血小板表面的低亲和性 Fca 受体(FcEB),但是 FCER 与 IgE 的亲和力比 FcER 低10~100 倍。若变应原再次进入体内,可与结合在 FceR 上的 IgE 交联,使该细胞合成并释放多种活性递质导致平滑肌收缩、黏液分泌增加、血管通透性增高和炎症细胞浸润等。炎症细胞在递质的作用下又可分泌多种递质,使气道病变加重,炎症反应增加,产生哮喘的临床症状。

根据变应原吸入后哮喘发生的时间,可分为速发型哮喘反应(IAR)、迟发型哮喘反应(LAR)和双相型哮喘反应(OAR)。IAR 几乎在吸入变应原的同时立即发生反应,15~30 min 达高峰,2 h 后逐渐恢复正常。LAR 于 6 h 左右发病,持续时间长,可达数天。而且临床症状重,常呈持续性哮喘表现,肺功能损害严重而持久。LAR 的发病机制较复杂,不仅与 IgE 介导的肥大细胞脱颗粒有关,而且主要是气道炎症所致。现在认为哮喘是一种涉及多种炎症细胞和结构细胞相互作用,许多递质和细胞因子参与的一种慢性炎症疾病。LAR 是由于慢性炎症反应的结果。

(二)气道炎症

气道慢性炎症被认为是哮喘的本质。表现为多种炎症细胞特别是肥大细胞、嗜酸性粒细胞和

T细胞等多种炎症细胞在气道的浸润和聚集。这些细胞相互作用可以分泌出多种炎症递质和细胞因子,这些递质、细胞因子与炎症细胞和结构细胞相互作用构成复杂的网络,使气道反应性增高,气道收缩,黏液分泌增加,血管渗出增多。已知肥大细胞、嗜酸性粒细胞、中性粒细胞、上皮细胞、巨细胞和内皮细胞都可产生炎症递质。

(三)气道高反应性(AHR)

气道高反应性表现为气道对各种刺激因子出现过强或过早的收缩反应,是哮喘患者发生和发展的另外一个重要因素。目前普遍认为,气道炎症是导致气道高反应性的重要机制之一,当气道受到变应原或其他刺激后,由于多种炎症细胞、炎症递质和细胞因子的参与,气道上皮和上皮内神经的损害等而导致气道高反应性。AHR常有家族倾向,受遗传因素的影响,AHR为支气管哮喘患者的共同病理生理特征,然而出现AHR者并非都是支气管哮喘,如长期吸烟、接触臭氧、病毒性上呼吸道感染、慢性阻塞性肺疾病(COPD)等也可出现AHR。

(四)神经机制

神经因素也被认为是哮喘发病的重要环节。支气管受复杂的自主神经支配,除胆碱能神经、肾上腺能神经外,还有非肾上腺素能非胆碱能(NANC)神经系统。支气管哮喘与β肾上腺素受体功能低下和迷走神经张力亢进有关,并可能存在有α肾上腺素神经的反应性增加。NANC能释放舒张支气管平滑肌的神经递质如血管活性肠肽(VIP)、一氧化氮(NO),以及收缩支气管平滑肌的递质如P物质、神经激肽,两者平衡失调,则可引起支气管平滑肌收缩。

三、病理和生理

疾病早期,肉眼观察,解剖学上很少见器质性改变。随着疾病发展,病理学变化逐渐明显。肉眼可见肺膨胀及肺气肿,肺柔软疏松有弹性,支气管及细支气管内含有黏稠痰液及黏液栓。支气管壁增厚、黏膜肿胀充血形成皱褶,黏液栓塞局部可出现肺不张。显微镜下,支气管哮喘气道的基本病理改变为气道炎症和气道重构。气道炎症表现为上皮下多种炎症细胞,包括肥大细胞、巨细胞、嗜酸性粒细胞、淋巴细胞与中性粒细胞浸润。气道黏膜下组织水肿,微血管通透性增加,支气管内分泌物潴留,支气管平滑肌痉挛,纤毛上皮细胞脱落,基膜露出,杯状细胞增生及黏液分泌增加等病理改变。若哮喘长期反复发作,则出现气道重构的改变,表现为支气管平滑肌层增厚,气道上皮下纤维化、气道与血管周围胶原沉积增加、基膜增厚和透明样变、血管增生等。即使是完全缓解的哮喘患者(已停用药物治疗下无哮喘症状、无气道高反应性、肺功能正常)气道重构仍长期存在。

既往认为,嗜酸性粒细胞是哮喘主要的效应细胞,但目前的研究发现,在轻中度哮喘患者中仅约22%存在持续性的高嗜酸性粒细胞浸润,47%患者无明显嗜酸性粒细胞浸润。根据诱导痰中炎症细胞分类,哮喘具有不同的气道炎症表型:嗜酸性粒细胞性,中性粒细胞性,嗜酸性粒细胞、中性粒细胞混合性,少粒细胞性。其中,中性粒细胞性哮喘临床具有如下特点:年长、哮喘起病晚、女性居多、非变应性、对糖皮质激素反应差。

气道缩窄是哮喘最终且共通的生理改变,有多种因素参与其中:①气道平滑肌在多种引起支气管收缩的递质及神经递质作用下收缩是主要机制,通常可被支气管舒张剂显著逆转;②炎症递质作用下支气管微血管渗漏增加,引起气道水肿,在哮喘急性发作中尤其突出;③气道重构引起气道壁增厚,无法经当前治疗显著逆转;④黏液分泌及炎性渗出增加,引起管腔狭窄甚至闭塞。

气道高反应性是哮喘另一显著的生理特征。某些刺激因素(如过敏原、理化因素、运动、药物等)在正常人呈无反应状态或反应程度较轻,而在哮喘患者则可引起可逆的气流受限及间歇性发作的症状。

四、临床表现

几乎所有的支气管哮喘患者都有长期性和反复发作性的特点,哮喘的发作与季节、周围环境、饮食、职业、精神心理因素、运动和服用某种药物有密切关系。

(一)主要临床表现

1.前驱症状

在变应原引起的急性哮喘发作前往往有打喷嚏、流鼻涕、眼痒、流泪、干咳或胸闷等前驱症状。

2.喘息和呼吸困难

喘息和呼吸困难是哮喘的典型症状,喘息的发作往往较突然。呼吸困难呈呼气性,表现为吸气时间短,呼气时间长,患者感到呼气费力,但有些患者感到呼气和吸气都费力。

当呼吸肌收缩克服气道狭窄产生的过高支气管阻力负荷时,患者即可感到呼吸困难。一般来说,呼吸困难的严重程度和气道阻力增高的程度成正比。但有15%的患者当FEV1降到正常值的50%时仍然察觉不到气流受限,表明这部分患者产生了颈动脉窦的适应,即对持续的刺激反应性降低。这说明单纯依靠症状的严重程度来评估病情有低估的危险,需要结合其他的客观检查手段来正确评价哮喘病情的严重程度。

3.咳嗽、咳痰

咳嗽是哮喘的常见症状,由气道的炎症和支气管痉挛引起。干咳常是哮喘的前兆,哮喘发作时,咳嗽、咳痰症状反而减轻,以喘息为主。哮喘发作接近尾声时,支气管痉挛和气道狭窄减轻,大量气道分泌物需要排出时,咳嗽、咳痰可能加重,咳出大量的白色泡沫痰。有一部分哮喘患者,以刺激性干咳为主要表现,无明显的喘息症状,这部分哮喘称为咳嗽变异性哮喘(CVA)。

4.胸闷和胸痛

哮喘发作时,患者可有胸闷和胸部发紧的感觉。如果哮喘发作较重,可能与呼吸肌过度疲劳和拉伤有关。突发的胸痛要考虑自发性气胸的可能。

5.体征

哮喘的体征与哮喘的发作密切相关,在哮喘缓解期可无任何阳性体征。在哮喘发作期,根据病情严重程度的不同可有不同的体征。哮喘发作时支气管和细支气管进行性的气流受限可引起肺部动力学、气体交换和心血管系统一系列的变化。为了维持气道的正常功能,肺出现膨胀,伴有残气容积和肺总量的明显增加。由于肺的过度膨胀使肺内压力增加,产生胸腔内负压所需的呼吸肌收缩力也明显增加。呼吸肌负荷增加的体征是呼吸困难、呼吸加快和辅助呼吸肌运动。在呼气时,肺弹性回缩压降低和气道炎症可引起显著的气道狭窄,在临床上可观察到喘息、呼气延长和呼气流速减慢。这些临床表现一般和第1秒用力呼气容积(FEV1)和呼气高峰流量(PEF)的降低相关。由于哮喘患者气流受限并不均匀,通气的分布也不均匀,可引起肺通气/血流比值的失调,发生低氧血症,出现胸闷、气短等缺氧表现。在吸气期间肺过度膨胀和胸腔负压的增加对心血管系统有很大的影响。右心室受胸腔负压的牵拉使静脉回流增加,可引起肺动脉高压和室间隔的偏移。在这种情况下,受压的左心室需要将血液从负压明显增高的胸腔射到体循环,产生吸气期间的收缩压下降,称为奇脉。

1)一般体征:哮喘患者在发作时,精神一般比较紧张,呼吸加快、端坐呼吸,严重时可出现口唇和指(趾)发绀。

2)呼气延长和双肺哮鸣音:在胸部听诊时可听到呼气时间延长而吸气时间缩短,伴有双肺如笛声的高音调,称为哮鸣音。这是小气道梗阻的特征。两肺满布的哮鸣音在呼气时较明显,称呼气性哮鸣音。很多哮喘患者在吸气和呼气都可闻及哮鸣音。单侧哮鸣音突然消失要考虑发生自发性气胸的可能。在哮喘严重发作,支气管发生极度狭窄,出现呼吸肌疲劳时,喘鸣音反而消失,称为寂静肺,是病情危重的表现。

3)肺过度膨胀体征:又叫肺气肿体征。表现为胸腔的前后径扩大,肋间隙增宽,叩诊呈过清音,肺肝浊音界下降,心浊音界缩小。长期哮喘的患者可有桶状胸,儿童可有鸡胸。

4)奇脉:重症哮喘患者发生奇脉是吸气期间收缩压下降幅度(一般不超过 1.33 kPa 即 10 mmHg)增大的结果。这种吸气期收缩压下降的程度和气流受限的程度相关,它反应呼吸肌对胸腔压波动的影响的程度明显增加。呼吸肌疲劳的患者不再产生较大的胸腔压波动,奇脉消失。严重的奇脉≥3.33 kPa,即 25 mmHg)是重症哮喘的可靠指征。

5)呼吸肌疲劳的表现:表现为呼吸肌的动用,肋间肌和胸锁乳突肌的收缩,还表现为反常呼吸,即吸气时下胸壁和腹壁向内收。

6)重症哮喘的体征:随着气流受限的加重,患者变得更窘迫,说话不连贯,皮肤潮湿,呼吸和心率增加。并出现呼吸肌疲劳。呼吸频率≥25 次/分,心率≥110 次/分,奇脉≥25 mmHg 是重症哮喘的指征。患者垂危状态时可出现寂静肺或呼吸乏力、发绀、心动过缓、意识恍忽或昏迷等。

(二)重症哮喘的表现

1.哮喘持续状态

哮喘持续状态指哮喘严重发作并持续 24 h 以上。这是指发作的情况而言,并不代表该患者的基本病情,但这种情况往往发生于重症的哮喘患者,而且与预后有关,是哮喘本身的一种最常见的急症。许多危重哮喘病例的病情常常在一段时间内逐渐加剧,所有重症哮喘患者在某种因素的激发下都有随时发生严重致命性急性发作的可能,而无特定的时间因素。其中一部分患者可能在哮喘急性发作过程中,虽经一段时间的治疗,但病情仍然逐渐加重。

2.哮喘猝死

有一部分哮喘患者在经过一段相对缓解的时期后,突然出现严重急性发作,如果救治不及时,可在数分钟到数小时内死亡,称为哮喘猝死。哮喘猝死的定义为:哮喘突然急性严重发作,患者在 2 h 内死亡。哮喘猝死的原因可能与哮喘突然发作或加重,引起严重气流受限或其他心肺并发症导致心跳和呼吸骤停有关。

3.潜在性致死性哮喘

潜在性致死性哮喘包括以下几种情况:①长期口服糖皮质激素类药物治疗;②以往曾因严重哮喘发作住院抢救治疗;③曾因哮喘严重发作而行气管切开、机械通气治疗;④既往曾有气胸或纵隔气肿病史;本次发病过程中需不断超常规剂量使用支气管扩张药,但效果不明显。在哮喘发作过程中,还有一些征象值得高度警惕,如喘息症状频发,持续甚至迅速加重,气促(呼吸频率>30 次/

分),心率超过 140 次/分,体力活动和言语受限,夜间呼吸困难显著,取前倾位,极度焦虑、烦躁、大汗淋漓,甚至出现嗜睡和意识障碍,口唇、指甲发绀等。患者的肺部一般可以听到广泛哮鸣音,但若哮鸣音减弱,甚至消失,而全身情况不见好转,呼吸浅快,甚至神志淡漠和嗜睡,则意味着病情危重,随时可能发生心跳和呼吸骤停。此时的血气分析对病情和预后判断有重要参考价值。若动脉血氧分压(PaO_2)<8.0 kPa(60 mmHg)和(或)动脉二氧化碳分压($PaCO_2$)>6.0 kPa(45 mmHg),动脉血氧饱和度(SaO_2)<90%,pH<7.35,则意为患者处于危险状态,应加强监护和治疗。

4.脆性哮喘(BA)

正常人的支气管舒缩状态呈现轻度生理性波动,第 1 秒用力呼气容积(FEV)和高峰呼气流量(PEF)在晨间降至最低(波谷),午后达最大值(波峰)。哮喘患者这种变化尤其明显。有一类哮喘患者 FEV 和 PEF 在治疗前后或一段时间内大幅度地波动,称为"脆性哮喘"。Ayres 在综合各种观点的基础上提出 BA 的定义和分型如下。

1)Ⅰ型 BA:尽管采取了正规、有力的治疗措施,包括吸入糖皮质激素(如吸入二丙酸倍氯米松 1500 μg/d 以上),或口服相当剂量糖皮质激素,同时联合吸入支气管舒张药,连续观察至少 150 d,半数以上观察日的 PEF 变异率>40%。

2)Ⅱ型 BA:在基础肺功能正常或良好控制的背景下,无明显诱因突然急性发作的支气管痉挛,3 h 内哮喘严重发作伴高碳酸血症,可危及生命,常需机械通气治疗。月经期前发作的哮喘往往属于此类。

(三)特殊类型的哮喘

1.运动诱发性哮喘(EIA)

运动诱发性哮喘也称为运动性哮喘,是指达到一定的运动量后,出现支气管痉挛而产生的哮喘。其发作大多是急性的、短暂的,而且大多能自行缓解。运动性哮喘并非说明运动即可引起哮喘,实际上短暂的运动可兴奋呼吸,使支气管有短暂的舒张,其后随着运动时间的延长,强度增加,支气管发生收缩。运动性哮喘特点为:①发病均发生在运动后;②有明显的自限性,发作后经一定时间的休息即可逐渐恢复正常;③一般无过敏性因素参与,特异性过敏原皮试阴性,血清 IgE 水平不高。

但有些学者认为,运动性哮喘常与过敏性哮喘共存,说明两者之间存在一些联系。临床上可进行运动诱发性试验来判断是否存在运动性哮喘。如果运动后 FEV 下降 20%~40%,即可诊断为轻度运动性哮喘;FEV 下降 40%~65%,即可诊断为中度运动性哮喘;FEV 下降 65%以上可诊断为重度运动性哮喘。有严重心肺或其他影响运动疾病的患者不宜进行运动诱发性试验。

2.药物性哮喘

由于使用某种药物导致的哮喘发作。常见的可能引起哮喘发作的药物有阿司匹林、β受体阻滞药、血管紧张素转换酶抑制药(ACEI)、局部麻醉药、添加剂(如酒石黄)、医用气雾剂中的杀菌复合物等。个别患者吸入支气管舒张药时,偶尔也可引起支气管收缩,可能与其中的氟利昂或表面活性剂有关。免疫血清、含碘造影剂也可引起哮喘发作。这些药物通常是以抗原、半抗原或佐剂的形式参与机体的变态反应过程,但并非所有的药物性哮喘都是机体直接对药物产生过敏反应引起。如β受体阻药,它是通过阻断β受体,使β受体激动药不能在支气管平滑肌的效应器上起作用,从而导致支气管痉挛。

阿司匹林是诱发药物性哮喘最常见的药物,某些患者可在服用阿司匹林或其他非类固醇消炎药数分钟或数小时内发生剧烈支气管痉挛。此类哮喘多发生于中年人,在临床上可分为药物作用相和非药物作用相。药物作用相指服用阿司匹林等解热镇痛药后引起哮喘持续发作的一段时间,潜伏期可为 5 min～2 h,患者的症状一般很重,常见明显的呼吸困难和发继,甚至意识丧失,血压下降,休克等。药物作用相的持续时间不等,从 2～3 h 至 1～2 d。非药物作用相阿司匹林性哮喘指药物作用时间之外的时间,患者可因各种不同的原因发作哮喘。阿司匹林性哮喘的发病可能与其抑制呼吸道花生四烯酸的环氧酶途径,使花生四烯酸的脂氧酶代谢途径增强,产生过多的白三烯有关。白三烯具有很强的支气管平滑肌收缩能力。近年来研制的白三烯受体拮抗药,如扎鲁司特和孟鲁司特可以很好地抑制口服阿司匹林导致的哮喘发作。

3.职业性哮喘

从广义上讲,凡是由职业性致喘物引起的哮喘统称为职业性哮喘。但从职业病学的角度,职业性哮喘应该有严格的定义和范围。我国在 20 世纪 80 年代末制定了职业性哮喘诊断标准,把致喘物规定为:异氰酸酯类、苯酐类、多胺类固化剂、轴复合盐、剑麻和青霉素。职业性哮喘的发生率往往与工业的发展水平有关,发达的工业国家,职业性哮喘的发病率较高,美国的职业性哮喘的发病率为 15% 左右。职业性哮喘的病史有如下特点:①有明确的职业史,本病只限于与致喘物直接接触的劳动者;②既往(从事该职业前)无哮喘史;③自开始从事该职业至哮喘首次发作的"潜伏期"最少半年以上;④哮喘发作与致喘物的接触关系非常密切,接触则发病,脱离则缓解。

还有一些患者在吸入氯气、二氧化硫等刺激性气体时,出现急性刺激性干咳症状、咳黏痰、气急等症状,称为反应性气道功能不全综合征,可持续 3 个月以上。

五、诊断

1)反复发作喘息、气急、胸闷或咳嗽,多与接触变应原、冷空气,物理、化学性刺激,以及病毒性上呼吸道感染、运动等有关。

2)发作时双肺可闻及散在或弥散性、以呼气相为主的哮鸣音,呼气相延长。

3)上述症状和体征经治疗可缓解或自行缓解。

4)排除其他疾病所引起的喘息、气急、胸闷和咳嗽。

5)临床表现不典型者(如无明显喘息或体征),应至少具备以下 1 项肺功能试验阳性:①支气管激发试验或运动激发试验阳性;②支气管舒张试验阳性 FEV1 增加≥12%,且 FEV1 增加绝对值>200 mL;③呼气流量峰值(PEF)日内(或 2 周)变异率为 20%。

符合第 1)～第 4)条或第 4)、第 5)条者,可诊断为哮喘。

六、鉴别诊断

(一)上气道肿瘤、喉水肿和声带功能障碍

这些疾病可出现喘息,但主要表现为吸气性呼吸困难,肺功能测定流量-容积曲线可见吸气相流速减低。纤维喉镜或支气管镜检查可明确诊断。

(二)各种原因所致的支气管内占位

支气管内良恶性肿瘤、支气管结核等导致的固定的、局限性哮鸣音,需与哮喘鉴别。胸部检查、纤维支气管检查可明确诊断。

(三)急性左心衰

急性左心衰发作时症状与哮喘相似,阵发性咳嗽、喘息,两肺可闻及广泛的湿音和哮鸣音,需与哮喘鉴别。但急性左心衰患者常有高血压性心脏病、风湿性心脏病、冠心病等心脏疾病史。胸片可见心影增大、肺淤血征,有助于鉴别。

(四)嗜酸性粒细胞性肺炎、变态反应肉芽肿性血管炎、结节性多动脉炎、过敏性肉芽肿(Churg-strauss 综合征)

这类患者除有喘息外,胸部 X 线或 CT 检查提示肺内有浸润阴影,并可自行消失或复发。常有肺外的其他表现,血清免疫学检查可发现相应的异常。

(五)慢阻肺

慢阻肺也有呼吸困难,常与哮喘症状相似,大部分患者对支气管扩张药和抗感染药疗效不如哮喘,气道阻塞的可逆性差。但临床上大约 10% 的慢阻肺患者对糖皮质激素和支气管扩张药反应很好,这部分患者往往同时合并有哮喘。而支气管哮喘患者晚期出现气道重塑也可以合并慢阻肺。

七、治疗

(一)脱离变应原

部分患者能找到引起哮喘发作的变应原或其他非特异刺激因素,应立即使患者脱离变应原的接触。

(二)药物治疗

治疗哮喘的药物可以分为控制药物和缓解药物。①控制药物:需要长期每天使用的药物。这些药物主要通过抗感染作用使哮喘维持临床控制,其中包括吸入糖皮质激素、全身用激素、白三烯调节药、长效 β 受体激动药(LABA,须与吸入激素联合应用)、缓释茶碱、色甘酸钠、抗 IgE 抗体及其他有助于减少全身激素剂量的药物等;②缓解药物:按需使用的药物。这些药物通过迅速解除支气管痉挛从而缓解哮喘症状,其中包括速效吸入 β2 受体激动药、全身用激素、吸入性抗胆碱能药物、短效茶碱及短效口服 β2 受体激动药等。

1.糖皮质激素

糖皮质激素是最有效的控制气道炎症的药物。给药途径包括吸入、口服和静脉应用等,吸入为首选途径。

1)吸入给药:吸入糖皮质激素的局部抗感染作用强;通过吸气过程给药,药物直接作用于呼吸道,所需剂量较小。通过消化道和呼吸道进入血液药物的大部分被肝灭活,因此全身性不良反应较少。研究结果证明,吸入激素可以有效减轻哮喘症状、提高生命质量、改善肺功能、降低气道高反应性、控制气道炎症,减少哮喘发作的频率和减轻发作的严重程度,降低病死率。当使用不同的吸入装置时,可能产生不同的治疗效果。多数成人哮喘患者吸入小剂量糖皮质激素即可较好地控制哮喘。过多增加吸入糖皮质激素剂量对控制哮喘的获益较小而不良反应增加。由于吸烟可以降低激素的效果,故吸烟患者须戒烟并给予较高剂量的吸入糖皮质激素。吸入糖皮质激素的剂量与预防哮喘严重急性发作的作用之间有非常明确的关系,所以,严重哮喘患者长期大剂量吸入糖皮质激素是有益的。

吸入糖皮质激素在口咽部局部的不良反应包括声音哑、咽部不适和念珠菌感染。吸药后及时用清水含漱口咽部,选用干粉吸入剂或加用储雾器可减少上述不良反应。吸入糖皮质激素的全身不良反应的大小与药物剂量、药物的生物利用度、在肠道的吸收、肝首关代谢率及全身吸收药物的半衰期等因素有关。已上市的吸入糖皮质激素中丙酸氟替卡松和布地奈德的全身不良反应较少。目前有证据表明成人哮喘患者每天吸入低至中剂量激素,不会出现明显的全身不良反应。长期高剂量吸入激素后可能出现的全身不良反应包括皮肤瘀斑、肾上腺功能抑制和骨密度降低等。已有研究证据表明吸入激素可能与白内障和青光眼的发生有关,但前瞻性研究没有证据表明与后囊下白内障的发生有明确关系。目前没有证据表明吸入糖皮质激素可以增加肺部感染(包括肺结核)的发生率,因此,伴有活动性肺结核的哮喘患者可以在抗结核治疗的同时给予吸入糖皮质激素治疗。

气雾剂吸入:临床上常用的吸入糖皮质激素有 4 种,包括二丙酸倍氯米松、布地奈德、丙酸氟替卡松等。一般而言,使用干粉吸入装置比普通定量气雾剂方便,吸入下呼吸道的药物量较多。

溶液吸入:布地奈德溶液经以压缩空气为动力的射流装置雾化吸入,对患者吸气配合的要求不高,起效较快,适用于轻中度哮喘急性发作时的治疗。吸入糖皮质激素是长期治疗哮喘的首选药物。

2)口服给药:适用于中度哮喘发作、慢性持续哮喘吸入大剂量糖皮质激素联合治疗无效的患者和作为静脉应用糖皮质激素治疗后的序贯治疗。一般使用半衰期较短的糖皮质激素(如泼尼松、泼尼松龙或甲泼尼龙等)。对于激素依赖型哮喘,可采用每天或隔天清晨顿服给药的方式,以减少外源性激素对下丘脑-垂体-肾上腺轴的抑制作用。泼尼松的维持剂量最好每天 10 mg。

长期口服糖皮质激素可以引起骨质疏松症、高血压、糖尿病、下丘脑-垂体-肾上腺轴的抑制、肥胖症、白内障、青光眼、皮肤菲薄导致皮纹和瘀斑、肌无力。对于伴有结核病、寄生虫感染、骨质疏松、青光眼、糖尿病、严重忧郁或消化性溃疡的哮喘患者,全身给予糖皮质激素治疗时应慎重并应密切随访。长期甚至短期全身使用糖皮质激素的哮喘患者可感染致命的疱疹病毒,应引起重视,尽量避免这些患者暴露于疱疹病毒是必要的。尽管全身使用糖皮质激素不是一种经常使用的缓解哮喘症状的方法,但是对于严重的急性哮喘是需要的,因为它可以预防哮喘的恶化、减少因哮喘而急诊或住院的机会、预防早期复发、降低病死率。推荐剂量:泼尼松龙 30~50 mg/d,5~10 d。具体使用要根据病情的严重程度,当症状缓解或其肺功能已经达到个人最佳值,可以考虑停药或减量。地塞米松因对垂体-肾上腺的抑制作用大,不推荐长期使用。

3)静脉给药:严重急性哮喘发作时,应经静脉及时给予琥珀酸氢化可的松(400~1000 mg/d)或甲泼尼龙(80~160 mg/d)。无糖皮质激素依赖倾向者,可在短期(3~5 d)内停药;有糖皮质激素依赖倾向者应延长给药时间,控制哮喘症状后改为口服给药,并逐步减少糖皮质激素用量。

2.β2 受体激动药

通过对气道平滑肌和肥大细胞等细胞膜表面的 β2 受体的作用,舒张气道平滑肌、减少肥大细胞和嗜碱性粒细胞脱颗粒和递质的释放、降低微血管的通透性、增加气道上皮纤毛的摆动等,缓解哮喘症状。此类药物较多,可分为短效(作用维持 4~6 h)和长效(维持 12 h)β2 受体激动药。后者又可分为速效(数分钟起效)和缓慢起效(30 min 起效)两种。

1)短效 β2 受体激动药(简称 SABA):常用的药物如沙丁胺醇和特布他林等。吸入给药:可供

吸入的短效 β2 受体激动药包括气雾剂、干粉剂和溶液等。这类药物松弛气道平滑肌作用强,通常在数分钟内起效,疗效可维持数小时,是缓解轻至中度急性哮喘症状的首选药物,也可用于运动性哮喘。如每次吸入 100~200 μg 沙丁胺醇或 250~500 μg 特布他林,必要时每 20 min 重复 1 次。1 h 后疗效不满意者应向医生咨询或去急诊。这类药物应按需间歇使用,不宜长期、单一使用,也不宜过量应用,否则可引起骨骼肌震颤、低血钾、心律失常等不良反应。压力型定量手控气雾剂(pMDI)和干粉吸入装置吸入短效 β2 受体激动药不适用于重度哮喘发作;其溶液(如沙丁胺醇、特布他林、非诺特罗及其复方制剂)经雾化泵吸入适用于轻至重度哮喘发作。

口服给药:如沙丁胺醇、特布他林、丙卡特罗片等,通常在服药后 15~30 min 起效,疗效维持 4~6 h。如沙丁胺醇 2~4 mg,特布他林 1.25~2.5 mg,每天 3 次;丙卡特罗 25~50 g,每天 2 次。使用虽较方便,但心、骨骼肌震颤等不良反应比吸入给药时明显。缓释剂型和控释剂型的平喘作用维持时间可达 8~12 h,特布他林的前体药班布特罗的作用可维持 24 h,可减少用药次数,适用于夜间哮喘患者的预防和治疗。长期、单一应用 β 受体激动药可造成细胞膜 β2 受体的向下调节,表现为临床耐药现象,故应予避免。

注射给药:虽然平喘作用较为迅速,但因全身不良反应的发生率较高,国内较少使用。

贴剂给药:为透皮吸收剂型。现有产品有妥洛特罗,分为 0.5 mg、1 mg、2 mg 三种剂量。由于采用结晶储存系统来控制药物的释放,药物经过皮肤吸收,因此可以减轻全身不良反应,每天只需贴敷 1 次,效果可维持 24 h。对预防晨降有效,使用方法简单。

2)长效 β2 受体激动药(简称 LABA):这类 β 受体激动药的分子结构中具有较长的侧链,舒张支气管平滑肌的作用可维持 12 h 以上。目前在我国临床使用的吸入型 LABA 有 2 种。沙美特罗:经气雾剂或栓剂装置给药,给药后 30 min 起效,平喘作用维持 12 h 以上。推荐剂量 50 μg,每天 2 次吸入。福莫特罗:经吸入装置给药,给药后 3~5 min 起效,平喘作用维持 8~12 h 以上。平喘作用具有一定的剂量依赖性,推荐剂量 4.5~9 μg,每天 2 次吸入。吸入 LABA 适用于哮喘(尤其是夜间哮喘和运动诱发哮喘)的预防和治疗。福莫特罗因起效相对较快,也可按需用于哮喘急性发作时的治疗。

近年来推荐联合吸入激素和 LABA 治疗哮喘。这两者具有协同的抗感染和平喘作用,可获得相当于(或优于)应用加倍剂量吸入激素时的疗效,并可增加患者的依从性、减少较大剂量吸入激素引起的不良反应,尤其适合于中至重度持续哮喘患者的长期治疗。不推荐长期单独使用 LABA,应该在医生指导下与吸入激素联合使用。

3.白三烯调节药

白三烯调节药包括半胱氨酰白三烯受体拮抗药和 5-脂氧化酶抑制药。除吸入激素外,是唯一可单独应用的长效控制药,可作为轻度哮喘的替代治疗药物和中重度哮喘的联合治疗用药。目前在国内应用主要是半胱氨酰白三烯受体拮抗药,通过对气道平滑肌和其他细胞表面白三烯受体的拮抗抑制肥大细胞和嗜酸性粒细胞释放出的半胱氨酰白三烯的致喘和致炎作用,产生轻度支气管舒张和减轻变应原、运动和二氧化硫(SO_2)诱发的支气管痉挛等作用,并具有一定程度的抗感染作用。本品可减轻哮喘症状、改善肺功能、减少哮喘的恶化。但其作用不如吸入激素,也不能取代激素。作为联合治疗中的一种药物,本品可减少中至重度哮喘患者每天吸入激素的剂量,并可提高吸入激素治疗的临床疗效,联用本品与吸入激素的疗效比联用吸入 LABA 与吸入激素的疗效稍差。但本品服用方便。尤适用于阿司匹林哮喘、运动性哮喘和伴有过敏性鼻炎哮喘患者的治疗。本品使用较为安全。虽然有文献报道接受这类药物治疗的患者可出现 Churg-Strauss 综合征，但其与白三烯调节剂的因果关系尚未肯定，可能与减少全身应用激素的剂量有关。5-脂氧化酶抑制药齐留通可能引起肝损害，需监测肝功能。通常口服给药。白三烯受体拮抗药扎鲁司特 20 mg，每天 2 次；孟鲁司特 10 mg，每天 1 次；异丁司特 10 mg，每天 2 次。

4.茶碱

茶碱具有舒张支气管平滑肌作用，并具有强心、利尿、扩张冠状动脉、兴奋呼吸中枢和呼吸肌等作用。有研究资料显示，低浓度茶碱具有抗感染和免疫调节作用。作为症状缓解药，尽管现在临床上在治疗重症哮喘时仍然静脉使用茶碱，但短效茶碱治疗哮喘发作或恶化还存在争议，因为它在舒张支气管，与足量使用的快速 β2 受体激动药对比，没有任何优势，但是它可能改善呼吸驱动力。不推荐已经长期服用缓释型茶碱的患者使用短效茶碱，除非该患者的血清中茶碱浓度较低或者可以进行血清茶碱浓度监测时。口服给药：包括氨茶碱和控（缓）释型茶碱。用于轻至中度哮喘发作和维持治疗。一般剂量为每天 6～10 mg/kg。口服控（缓）释型茶碱后昼夜血药浓度平稳，平喘作用可维持 12～24 h，尤其适用于夜间哮喘症状的控制。联合应用茶碱、激素和抗胆碱药物具有协同作用。但本品与 β 受体激动药联合应用时，易出现心率增快和心律失常，应慎用并适当减少剂量。

静脉给药：氨茶碱加入葡萄糖溶液中，缓慢静脉注射[注射速度不宜超过 0.25 mg（kg/min）]或静脉滴注，适用于哮喘急性发作且近 24 h 内未用过茶碱类药物的患者。负荷剂量为 4～6 mg/kg，维持剂量为 0.6～0.8 mg（kg/h）。由于茶碱的"治疗窗"窄，以及茶碱代谢存在较大的个体差异，可引起心律失常、血压下降，甚至死亡，在有条件的情况下应监测其血药浓度，及时调整浓度和滴速。茶碱有效、安全的血药浓度范围应在 6～15 mg/L。影响茶碱代谢的因素较多，如发热性疾病、妊娠、抗结核治疗可以降低茶碱的血药浓度；而肝脏疾患、充血性心力衰竭及合用甲氰咪胍或喹诺酮类、大环内酯类等药物均可影响茶碱代谢而使其排泄减慢，增加茶碱的毒性作用，应引起临床医师的重视，并酌情调整剂量。多索茶碱的作用与氨茶碱相同，但不良反应较轻。双羟丙茶碱的作用较弱，不良反应也较少。

5.抗胆碱药物

吸入抗胆碱药物如溴化异丙托品、溴化氧托品和溴化泰乌托品等，可阻断节后迷走神经传出支，通过降低迷走神经张力而舒张支气管。其舒张支气管的作用比 β2 受体激动药弱，起效也较慢，但长期应用不易产生耐药，对老年人的疗效不低于年轻人。本品有气雾剂和雾化溶液两种剂型。经 pMDI 吸入溴化异丙托品气雾剂，常用剂量为 20～40 μg，每天 3～4 次；经雾化泵吸入溴化异丙托品溶液的常用剂量为 50～125 μg，每天 3～4 次。溴化泰乌托品系新近上市的长效抗胆碱药物对 M1 和 M2 受体具有选择性抑制作用，仅需每天 1 次吸入给药。本品与 β 受体激动药联合应用具有协同、互补作用。本品对有吸烟史的老年哮喘患者较为适宜，但对妊娠早期妇女和患有青光眼或前列腺肥大的患者应慎用。尽管溴化异丙托品被用在一些因不能耐受 β2 受体激动药的哮喘患者上，但是到目前为止尚没有证据表明它对哮喘长期管理方面有显著效果。

6.抗 IgE 治疗

抗 IgE 单克隆抗体可应用于血清 IgE 水平增高的哮喘患者，目前它主要用于经过吸入糖皮质激素和 LABA 联合治疗后症状仍未控制的严重哮喘患者。目前在 11～50 岁的哮喘患者的治疗研究中尚没有发现抗 IgE 治疗有明显不良反应，但因该药临床使用的时间尚短，其远期疗效与安全性有待进一步观察。价格昂贵也使其临床应用受到限制。

7.变应原特异性免疫疗法(SIT)

通过皮下给予常见吸入变应原提取液(如尘螨、猫毛、豚草等),可减轻哮喘症状和降低气道高反应性,适用于变应原明确但难以避免的哮喘患者。其远期疗效和安全性尚待进一步研究与评价。变应原制备的标准化也有待加强。哮喘患者应用此疗法应严格在医师指导下进行。目前已试用舌下给药的变应原免疫疗法。SIT应该是在严格的环境隔离和药物干预无效(包括吸入激素)情况下考虑的治疗方法。现在没有研究比较其和药物干预的疗效差异。现在还没有证据支持使用复合变应原进行免疫治疗的价值。

8.其他治疗哮喘药物

1)抗组胺药物:口服第2代抗组胺药物(H_2受体拮抗药)如酮替芬、氯雷他定、阿司咪唑、氮草斯丁、特非那定等具有抗变态反应作用,在哮喘治疗中的作用较弱。可用于伴有变应性鼻炎哮喘患者的治疗。这类药物的不良反应主要是嗜睡。阿司咪唑和特非那定可引起严重的心血管不良反应,应谨慎使用。

2)其他口服抗变态反应药物:如曲尼司特、瑞吡司特等可应用于轻至中度哮喘的治疗。其主要不良反应是嗜睡。

3)可能减少口服糖皮质激素剂量的药物:包括口服免疫调节药(甲氨蝶呤、环孢素、金制剂等)、某些大环内酯类抗生素和静脉应用免疫球蛋白等。其疗效尚待进一步研究。

4)中医中药:采用辨证施治,有助于慢性缓解期哮喘的治疗。有必要对临床疗效较为确切的中(成)药或方剂开展多中心随机双盲的临床研究。

(三)急性发作期的治疗

哮喘急性发作的治疗取决于发作的严重程度及对治疗的反应。治疗的目的在于尽快缓解症状、解除气流受限和低氧血症,同时还需要制订长期治疗方案以预防再次急性发作。

对于具有哮喘相关死亡高危因素的患者,需要给予高度重视,这些患者应当尽早到医疗机构就诊。高危患者包括:①曾经有过气管插管和机械通气的濒于致死性哮喘的病史;②在过去1年中因为哮喘而住院或看急诊;③正在使用或最近刚刚停用口服激素;④目前未使用吸入激素;过分依赖速效β2受体激动药,特别是每月使用沙丁胺醇(或等效药物)超过1支的患者;有心理疾病或社会心理问题,包括使用镇静药;有对哮喘治疗计划不依从的历史。

轻度和部分中度急性发作可以在家庭中或社区中治疗。家庭或社区中的治疗措施主要为重复吸入速效β2受体激动药,在第1 h每20 min吸入2～4喷。随后根据治疗反应,轻度急性发作可调整为每3～4 h吸入2～4喷,中度急性发作每1～2 h吸入6～10喷。如果对吸入性β2受体激动药反应良好(呼吸困难显著缓解,PEF占预计值>80%或个人最佳值,且疗效维持3～4 h),通常不需要使用其他的药物。如果治疗反应不完全,尤其是在控制性治疗的基础上发生的急性发作,应尽早口服激素(泼尼松龙0.5～1 mg/kg或等效剂量的其他激素),必要时到医院就诊。

部分中度和所有重度急性发作均应到急诊室或医院治疗。除氧疗外,应重复使用速效β受体激动药,可通过压力定量气雾剂的储雾器给药,也可通过射流雾化装置给药。推荐在初始治疗时连续雾化给药,随后根据需要间断给药(每4 h吸入1次)。目前尚无证据支持常规静脉使用受体激动药。联合使用β2受体激动药和抗胆碱能制剂(如异丙托溴铵)能够取得更好的支气管舒张作用。茶碱的支气管舒张作用弱于短效β受体激动剂(SABA),不良反应较大应谨慎使用。对规则服用茶碱缓释制剂的患者,静脉使用茶碱应尽可能监测茶碱血药浓度。中重度哮喘急性发作应尽早使用全身激素,特别是对速效 β2 受体激动药初始治疗反应不完全或疗效不能维持,以及在口服激素基础上仍然出现急性发作的患者。口服激素与静脉给药疗效相当,不良反应小。

推荐用法:泼尼松龙 30～50 mg 或等效的其他激素,每日单次给药。严重的急性发作或口服激素不能耐受时,可采用静脉注射或滴注,如甲泼尼龙 80～160 mg,或氢化可的松 400～1000 mg 分次给药。地塞米松因半衰期较长,对肾上腺皮质功能抑制作用较强,一般不推荐使用。静脉给药和口服给药的序贯疗法有可能减少激素用量和不良反应,如静脉使用激素 2～3 d,继之以口服激素 3～5 d。不推荐常规使用镁制剂,可用于重度急性发作(FEV25%～30%)或对初始治疗反应不良者。

重度和危重哮喘急性发作经过上述药物治疗,临床症状和肺功能无改善甚至继续恶化者,应及时给予机械通气治疗,其指征主要包括:意识改变、呼吸肌疲劳、$PaCO_2 > 45$ mmHg 等。可先采用经鼻(面)罩无创机械通气,若无效应及早行气管插管机械通气。哮喘急性发作机械通气需要较高的吸气压,可使用适当水平的呼气末正压(PEEP)治疗。如果需要过高的气道峰压和平台压才能维持正常通气容积,可试用允许性高碳酸血症通气策略以减少呼吸机相关肺损伤。

初始治疗症状显著改善,PEF 或 FEV1 占预计值的百分比恢复到 60% 以上或个人最佳值者可回家继续治疗,PEF 或 FEV1 为 40%～60% 者应在监护下回到家庭或社区继续治疗,治疗前 PEF 或 FEV1<25% 或治疗后<40% 者应入院治疗。在出院时或近期的随访时,应当为患者制订一个详细的行动计划,审核患者是否正确使用药物、吸入装置和峰流速仪,找到急性发作的诱因并制订避免接触的措施,调整控制性治疗方案。严重的哮喘急性发作意味着哮喘管理的失败,这些患者应当给予密切监护、长期随访,并进行长期哮喘教育。

大多数哮喘急性发作并非由细菌感染引起,应严格控制抗菌药物的使用指征,除非有细菌感染的证据,或属于重度或危重哮喘急性发作。

(四)慢性持续期的治疗

哮喘的治疗应以患者的病情严重程度为基础,根据其控制水平类别选择适当的治疗方案。哮喘药物的选择既要考虑药物的疗效及其安全性,也要考虑患者的实际状况,如经济收入和当地的医疗资源等。要为每个初诊患者制订哮喘防治计划,定期随访、监测,改善患者的依从性,并根据患者病情变化及时修订治疗方案。

第四节 慢性肺源性心脏病

慢性肺源性心脏病是指由于肺部、胸廓或肺血管的慢性病变引起肺循环阻力增高,肺动脉高压、右心室增大或右心功能不全的心脏病。其病因有阻塞性疾病如慢性支气管炎、支气管哮喘、支气管扩张等;限制性疾病如弥漫性肺间质纤维化、肺结核、尘肺及胸廓畸形、肌营养不良等。其主要病理改变为支气管黏膜炎变,增厚;肺泡过度膨胀;右心室肥大,室壁增厚。可分为功能代偿与失代偿两个阶段。本病属中医的"喘证""肺胀"范畴,下肢肿甚至可归属于"水肿"的范畴。

一、诊断

(一)功能代偿期

1.典型症状

有慢性咳嗽、咳痰或哮喘史,逐渐出现活动后气促、心悸,劳动耐力下降。

2.重要体征

肺动脉瓣区第二音亢进,三尖瓣区心音较心尖部明显增强,胸骨左缘2～3肋间收缩期抬举样搏动。

(二)失代偿期

1.典型症状与重要体征

(1)右心功能不全:常有呼吸道感染等诱因,腹胀,食欲不振,恶心,呕吐,上腹胀痛。体检:心率快,出现奔马律及心律不齐,发绀,颈静脉怒张,肝肿大压痛,肝颈静脉反流征阳性,下肢水肿。

(2)肺功能不全:①低氧血症,反应迟钝,谵妄,抽搐,昏迷等。②肺性脑病,轻度出现神志恍惚,淡漠,嗜睡或兴奋多语,无神经系统异常体征;中度者浅昏迷,谵妄,躁动,体征有结膜充血、水肿、瞳孔对光反射迟钝;重度出现昏迷或癫痫样抽搐,体征有结膜充血、水肿、反射消失、瞳孔扩大或缩小,常有上消化道出血。

2.辅助检查

(1)实验室检查:红细胞计数和血红蛋白常增高,合并感染时白细胞计数增高。常有低钠、低氯、低镁、低或高血钾改变。

(2)痰培养:以革兰阳性球菌多见,近来也见绿脓杆菌和大肠杆菌。

(3)X线检查:①肺气肿征常见。②肺动脉高压,肺动脉主干弧突出,肺门部肺动脉扩大。③右心室增大,心尖上翘或圆凸。④右心房增大,右心房段向上向右膨出。

(4)心电图检查:①右心房增大表现,P波大于或等于0.25 mV。②低电压。③右心室肥大表现:电轴右偏,极度顺钟向转位,aVR呈不完全或完全性右束支传导阻滞。④V3酷似心肌梗死的QS型。

二、鉴别诊断

(1)冠心病多有典型心绞痛或有心肌梗死史,左心衰史常与高血压、高脂血症并存。体检、X线及心电图检查呈左心室肥厚为主的征象。

(2)风湿性心瓣膜病发病年龄较轻,常有风湿性关节炎和心肌炎的病史。

三、治疗

1.西医治疗

(1)控制呼吸道感染:目前主张联合用药,宜根据痰培养对药物敏感的测定结果选用。在未出现结果前,可选用以下抗生素:①青霉素,皮试阴性者,每日160万～800万U,分次肌注或静滴。②庆大霉素,每日12万～24万U,分次肌注或静滴。③氨苄西林,皮试阴性者每日2～6 g或林可霉素每日1.2～2.4 g,肌注或静滴或先锋铋每日2～4 g静滴。④不可频繁调换抗生素,长期应用需防止真菌感染。

(2)改善呼吸功能,抢救呼吸衰竭:①建立通畅的气道,清除口腔、鼻腔分泌物,稀释痰液使之易咯出,可用支气管解痉剂扩张支气管,必要时予糖皮质激素短期应用。②氧疗,持续低流量(12 L/min)给氧,氧浓度以 25%～30% 为宜。③增加通气量,改善二氧化碳潴留,尼可刹米 0.375～0.75 g 静脉缓推,随即以 3～3.75 g 加入 500 mL 液体中,每分钟 25～30 滴,密切观察患者神志、睫毛反应及呼吸频率、幅度和节律,以便调节剂量。如出现皮肤瘙痒、烦躁等不良反应,须减慢滴速,若经 4～12 小时未见效,或出现肌肉抽搐等严重不良反应应停用。④镇静剂,呼吸衰竭时一般禁用,但患者出现躁狂不安和抽搐时,可考虑用水合氯醛或地西泮,同时必须有呼吸兴奋剂支持。

(3)心力衰竭:①利尿剂,为治疗肺心病的有效药物。宜选用缓和制剂,小剂量、短疗程应用以防电解质紊乱、血液浓缩、使痰液黏稠、加重气道阻塞等。氢氯噻嗪 25 mg,每日 1～2 次,口服。低钾者可用氨苯蝶啶 50 mg,每日 2～3 次。严重水肿或口服利尿剂无效,用呋塞米 20～40 mg,肌注或静注,每日 1～2 次。②强心剂,应用指征为感染已被控制,呼吸功能已改善,利尿剂不能取得良好疗效而反复浮肿的心力衰竭患者;以右心衰为主要表现而无明显急性感染的诱因者;出现急性左心衰者。常用地高辛 0.25 mg 口服或毛花苷 C0.2 mg 加于 50% 葡萄糖液 20 mL 缓慢静推,如心衰控制不满意可加用卡托普利每日 25～75 mg,分 3 次口服,需监测血压。③血管扩张剂,酚妥拉明 10～20 mg 加入 5% 葡萄糖液 250～500 mL 静滴,每分钟 20～30 滴,每日 1 次。④控制心律失常,注意避免应用普萘洛尔(心得安)等 β 肾上腺素能受体阻滞剂,以免引起支气管痉挛。

2.中医治疗

(1)中成药:可参照药品说明书的适用范围,灵活选择。①控制感染:可选用双黄连口服液,每次 2 支,每日 3 次,口服。②解痉平喘:可选用小青龙颗粒,每次 1 袋,每日 3 次,口服或川芎嗪 160 mg 加入 5% 葡萄糖液 250 mL,静滴。

(2)中药方剂:①肺肾气虚外感型(肺功能不全合并呼吸道感染)。咳嗽,喘促,气短乏力,动则喘甚,恶寒,舌质淡,苔白腻,脉沉细无力,方用小青龙汤合真武汤加减:麻黄 6 g,桂枝 10 g,芍药 10 g,细辛 3 g,五味子 6 g,茯苓 10 g,黄芪 20 g,白术 15 g,车前子 30 g(包煎),甘草 10 g。每日 1 剂,水煎服。②心肺肾阳虚水泛型(以心功能不全为主)。喘促,呼多吸少,心悸倦怠,活动后尤甚,畏寒肢凉,舌质淡,苔白腻,脉沉迟,方用苓桂术甘汤合生脉散:茯苓 10 g,肉桂 10 g,白术 20 g,太子参 10 g,麦冬 20 g,五味子 6 g,甘草 6 g。每日 1 剂,水煎服。

四、预防与护理

(1)积极防治原发病及诱发原因。加强卫生宣传,普及防治知识。

(2)戒烟,加强体育锻炼,增强体质。

(3)饮食宜清淡,限制钠盐摄入。

第五节　细菌性肺炎

肺部细菌性感染是危及人类健康及导致患者死亡的常见病因。近年来,广谱抗生素和皮质激素的广泛应用,人工气道和机械通气的普遍实施,器官移植的陆续开展和免疫抑制剂的大量使用,院内获得性感染的日趋增多,人群结构及易感性的变化等方面的原因,导致感染菌种变迁、细菌耐药现象严重、传统的治疗难以奏效。因此,提高病原学诊断水平,针对性选择有效抗生素,提高肺部细菌性感染的治愈率,已成为临床医师所关注的课题。

一、病原学诊断的常用方法

(一)临床经验综合判定法

临床医师在实际工作中,常遇到由于患者病情急重或实验室条件所限等主要客观原因不能及时明确感染菌种类型,以致确定抗生素应用困难。在此情况下,根据临床资料,综合分析判定感染菌种类型,给予经验性治疗亦十分重要。分断依据主要包括发病诱发因素、发病经过、伴随表现、胸部体征与X线征象、血白细胞计数及分类情况、痰液性状、初步治疗反应等。一般来说,院外发病,发病前有受凉、劳累等诱因,起病急骤、寒战高热,咳黄脓痰,肺段叶大片状阴影,血白细胞计数增高,全身状况良好,多为革兰阳性菌感染。原有器质性基础病变,年老体弱,机体免疫功能低下,院内获得性感染,发病较慢,病变为双侧,血白细胞计数正常或稍增高,则多为革兰阴性菌感染,尤以绿脓杆菌、大肠杆菌、克雷白杆菌、肺炎杆菌居多。长期反复感染者要考虑混合菌种感染,长期应用广谱抗生素、免疫抑制剂、侵袭性诊疗操作时,还应想到厌氧菌感染、L型细菌、革兰阴性菌与厌氧菌双重感染。根据经验性判断菌种类型,及时给予有效抗生素,待结果明确后或根据治疗反应调整、更换抗生素。

(二)痰镜检与培养法

口咽部寄殖菌污染为获得肺部感染病原学诊断的最大障碍。常规咳痰培养的假阳性率达60%,经生理盐水漱口深咳后的痰标本检查阳性率有所提高。痰涂片或培养显示大量相同细菌伴白细胞浸润有一定确诊价值,如肺炎链球菌、绿脓杆菌、大肠杆菌。若肺感染症状明显,而痰涂片或培养阴性,则应考虑厌氧菌、支原体、真菌等致病菌种感染。目前常用的检查方法有以下几种。

1.洗涤与定量培养

咳痰标本经1%生理盐水反复洗涤,可明显减少污染菌浓度,提高肺炎链球菌、嗜血杆菌的检出率。若同时行痰菌定量培养,根据痰标本稀释倍数和菌落计数确定感染菌株,则结果更为敏感、可靠,定量培养$\geq 10^7$/mL,即可判定为致病菌。

2.经气管吸引术

经气管吸引术即经环甲膜穿刺抽吸支气管分泌物送检,可基本避免口咽部寄殖菌污染,特异性高。该法主要用于严重弥散性肺部感染、肺脓肿及其他非创伤性检查仍不能获得病原学诊断者。

3.经皮肺穿刺吸引术

在双相透视下观察病灶于呼气末施术。该检查多用于肺脓肿、院内获得性肺感染及其他特殊类型的肺感染病原学诊断。

4.经纤维支气管镜取样术

纤支镜常规插入时,因其顶端及镜内孔易遭受口咽喉部寄殖菌污染,故所采样本多不能确切反映肺感染病原体。采用纤维支气管镜防污染毛刷采样可有效地防止痰标本污染,提高致病菌检出率。该法主要用于院内获得性肺部感染、难治性肺部感染的病原学诊断。

(三)其他方法

免疫扩散抗原诊断、单克隆抗体荧光标记或酶联技术检测致病菌抗原等。

二、抗感染治疗

(一)合理选择抗生素的原则

合理选择抗生素的原则是重视病原学诊断和抗生素敏感试验,使其能有效地控制感染,并尽量避免不良后果的产生。当按照经验判断致病菌选择抗生素治疗肺部感染,肺内阴影不能消散,临床表现不见好转,体温未能控制时,虽更换抗生素辅以支气管引流措施仍无效,则应选择侵袭性检查手段以尽早明确病原学诊断。根据致病菌类型和药物敏感试验,选择针对性有效抗生素。

(二)抗生素的选择

对多数院外获得性肺部感染,采取经验性治疗可获良效。一旦明确病原学诊断,即应给予针对性抗生素。选择药物时除考虑抗菌谱及药物敏感性外,同时要充分考虑影响抗生素疗效的各种因素,如机体免疫状态、既往用药情况、有无酸碱失衡及肝肾功能不全、药物渗入支气管及肺组织浓度等。临床资料表明,院外获得性肺部感染多为革兰阳性球菌所致,故应首选对革兰阳性球菌有效的药物,如青霉素,大环内酯类抗生素,第一、二代头孢菌素类药物。如为院内获得性肺部感染或有长期反复应用广谱抗生素史者,应选用侧重于革兰阴性杆菌或混合菌种感染有效的药物。目前多主张应用第二、三代头孢菌素,或与氨基糖苷类抗生素、喹诺酮类药物联合用药。

明确病原学诊断后,选择相应抗生素的种类有:①肺炎链球菌选择青霉素、林可霉素、头孢唑啉、红霉素、交沙霉素;②肺炎杆菌或大肠杆菌以首选第二、三代头孢菌素,氨基糖苷类抗生素,第三代喹诺酮类药物;③金葡菌选用苯唑西林、氯唑西林、头孢拉定、环丙沙星、头孢呋辛、去甲万古霉素;④绿脓杆菌选择哌拉西林、头孢哌酮、阿米卡星、环丙沙星、头孢噻甲羧肟、头孢拉定;⑤嗜血流感杆菌选择氨苄西林,第二、三代头孢菌素;⑥军团菌选择红霉素、利福平;⑦厌氧菌选择青霉素、林可霉素、甲硝唑;⑧混合菌株或耐药菌株感染可选择第二、三代头孢菌素与氨基糖苷类抗生素,或喹诺酮类药物;⑨真菌感染选择氟康唑、制霉菌素;⑩支原体选择红霉素、四环素。

(三)抗生素的给药方法和疗程

用药方法及疗程与感染菌株类型、病情轻重、机体免疫状况、治疗反应等因素密切相关。病情轻者宜肌肉注射或口服给药;病情急重、院内获得性感染、全身状况差、有基础疾病者宜静脉给药。应在临床症状消失,胸部 X 线病灶基本吸收,体温恢复正常后 1 周可考虑停药。对金葡菌、绿脓杆菌、L 型细菌所致的严重肺部感染,则用药疗程不少于 3 周,并结合有关实验室检查结果分析而定。在用药过程中,要密切观察药物的毒副作用,及早发现不良反应先兆,并给予相应处理。

三、树立整体观念,注重综合处理

高龄体弱、久病未愈,机体免疫机能缺陷等因素,往往治疗矛盾多、药物疗效差,因此,在选择有效抗生素的同时,应注意提高机体抵抗力,促进与恢复气道引流,湿化痰液,改善通气,纠正酸碱失衡等综合处理。及早发现和处理并发症,阻断疾病的恶性循环,以利抗生素发挥最佳治疗效果和改善预后。

第六节　急性呼吸道感染

上、下呼吸道以环状软骨为界,鼻、咽、喉部的急性炎症称为上呼吸道感染。上呼吸道感染多由病毒感染引起,少部分为细菌感染。急性上呼吸道感染发病率高、传染性强,但预后良好。可继发急性气管支气管炎、急性肾炎等。

一、病因和发病机制

上呼吸道感染主要通过飞沫或被污染的器具传播。外界来源的微生物(病毒、细菌)定植在上呼吸道,当机体抵抗力降低或局部防御功能下降时,定植的病毒、细菌将迅速繁殖,并侵入黏膜纤毛细胞,引起急性炎症。病毒感染使纤毛细胞坏死、脱落,防御机制破坏,易继发感染。常见病毒为鼻病毒,是普通感冒最常见的病因。其他还有冠状病毒、流感病毒、副流感病毒、腺病毒、呼吸道合胞病毒。非呼吸道病毒常见柯萨奇病毒、埃可病毒等。细菌以溶血性链球菌最多见,其次为肺炎球菌、葡萄球菌、流感嗜血杆菌等,主要表现为咽炎和扁桃体炎,常继发于病毒感染。

二、临床表现

全年发病,冬季多见,多数为散发,可发生流行。受凉、过度疲劳为常见诱因。急性上呼吸道感染分为5个类型。

(一)普通感冒(急性鼻炎)

以鼻咽部炎症为主要表现。起病急,早期为咽干痒、咽痛、喷嚏、流涕、鼻塞。以后鼻涕变稠。后期可出现声嘶、咳嗽。可有低热、头痛、全身不适。部分患者有腹痛、腹泻。病程5~7 d。

(二)咽结膜热

以咽炎和眼结膜炎为特征。除感冒症状外,还有流泪、畏光。扁桃体充血、水肿,颌下淋巴结肿痛。

(三)急性咽喉炎

主要症状有咽痛、声嘶、干咳、发热、咽充血、咽后壁淋巴滤泡增生。

(四)疱疹性咽峡炎

在软腭及扁桃体上出现疱疹和浅溃疡为特征。

(五)细菌性咽-扁桃体炎

起病急,明显咽痛(可有吞咽痛)、畏寒、高热。扁桃体充血、肿大,表面被覆脓性分泌物,颌下淋巴结肿痛。

急性上呼吸道感染蔓延可引起鼻窦炎、中耳炎。可继发细菌性肺炎。柯萨奇病毒感染可引起胸膜炎、心包炎和心肌炎。β-溶血性链球菌感染可能引起肾炎。

三、诊断

（一）辅助检查

血白细胞计数正常或偏低、淋巴细胞比例升高多见于病毒感染。细菌性感染时白细胞计数增多，中性粒细胞增多、核左移。C 反应蛋白（CRP）明显增高，常见于细菌感染。

（二）诊断要点

主要依靠临床表现（鼻咽部症状）和体征。

鼻咽及眼结膜炎症状突出、全身症状较轻时，多为病毒感染。炎症局限于咽、鼻咽或扁桃体，尤其是扁桃体有脓性分泌物，全身症状较重时多为细菌感染。确诊需要细菌培养或病毒分离。

（三）鉴别诊断

（1）急性传染病：如麻疹、猩红热等，早期均有上呼吸道症状，但几天后可出现特征性皮疹。

（2）过敏性鼻炎：表现为反复发生的流涕、喷嚏症状，常有过敏史。

（3）流行性感冒：全身症状重，流行病学史对诊断有重要意义。

（4）部分疾病的首发表现为上呼吸道感染症状，如急性白血病等，应注意观察、鉴别。

四、治疗

（一）一般治疗

休息、多饮水。

（二）对症治疗

解热镇痛药。

（三）抗感染治疗

一般无须使用抗病毒或抗生素治疗。有明确的细菌感染证据（化脓病灶、WBC 和中性粒细胞升高、CRP 明显升高）时可考虑使用抗生素。首选抗菌谱以革兰阳性球菌为主的抗生素，如青霉素类或头孢菌素类，也可选用大环内酯类或氟喹诺酮类药物。

第二章　消化内科常见疾病

第一节　功能性消化不良

一、概述

功能性消化不良（FD）是病因尚未明了的一组临床症状群。凡患有持续性或反复发作性上腹部不适、餐后饱胀、腹部胀气、嗳气、早饱、厌食、恶心、呕吐、烧灼感、胸骨后疼痛、反胃等消化功能障碍症状，并持续 4 周以上，经胃镜、钡餐造影，肝、胆、胰 B 超和各项化验检查均无特殊异常，方能诊断为功能性消化不良。功能性消化不良是一种常见的综合征，占消化疾病患者的 20％～40％。欧美的流行病学调查表明，普通人群中有消化不良症状者占 19％～41％，据国内统计，约占胃肠专科门诊患者 1/3 以上。FD 不仅影响患者的生活质量，也影响患者的工作质量，逐渐成为现代社会中一个主要的医疗保健问题。

二、诊断

（一）症状

主要表现为上消化道症状，包括上腹部（剑突下和左上腹）或胸骨下段疼痛，疼痛性质以隐痛、钝痛或烧灼痛为主，尤其是餐后加重；还可以有腹胀、早饱、嗳气、恶心、呕吐、反酸、胃灼热、厌食。这些症状可呈慢性持续性或复发性，并与体力活动、局部及全身疾病无关。

1991 年荷兰 FD 专题讨论会将其分为四个亚型，即运动障碍型、溃疡样型、反流样型和非特异型。

1.运动障碍型消化不良（ML）：以腹胀、嗳气、早饱及恶心为主要症状，常与肠易激综合征（IBS）相重叠。

2.溃疡样型消化不良（UL）：以规律性上腹痛、饥饿痛、周期发作为主要症状，摄食及制酸剂可缓解症状，内镜检查无溃疡。

3.反流样型消化不良（RL）：以反酸、胃灼热、胸骨后疼痛为主要症状，反流性症状主要由胃食管反流所致。与胃食管反流病鉴别点主要根据是否伴有上腹部症状。胃镜检查无食管炎表现。

4.非特异型消化不良：症状不能归于上述各型者。不少患者同时具有以上两种或两种以上类型的症状，称为混合型。

（二）体征

常无阳性体征或仅有上腹部轻压痛。

（三）检查

1.实验室检查：血常规、便常规、尿常规、肝功能、肾功能检测均无异常。

2.特殊检查

（1）胃镜：无胃、十二指肠器质性病变征象，或仅有轻度慢性浅表性胃炎。

（2）X 线钡餐检查：常无消化性溃疡、胃癌等器质性病变发现。有时可发现有排空过缓或排空过快。

（3）腹部 B 超：排除肝胆胰疾病。

（四）诊断要点

1.患者上腹胀满、早饱、中上腹痛、嗳气、恶心等症状超过 4 周。

2.内镜或上消化道 X 线钡餐检查未发现糜烂、溃疡、肿瘤等胃部器质性疾病，常规实验室检查、B 超检查排除肝、胆、胰及肠道器质性病变。

3.无糖尿病、肾脏病、结缔组织、精神神经疾病等病史。

4.无腹部手术史。

5.随访 2～5 年，两次以上内镜检查未发现新的器质性疾病。

6.应注意的是，诊断标准中将症状持续的时间定为在诊断之前的 12 个月内，不一定连续，但至少存在 12 周。

（五）鉴别诊断

1.消化性溃疡：一般有反复发作性上腹痛，可有规律性，内镜或 X 线上消化道钡餐检查可明确诊断。

2.内镜阴性的胃食管反流病：有烧灼感、反酸等症状，内镜检查阴性，但 24 小时 pH 检测可证实有酸反流，或奥美咪唑试验性治疗有效，均可诊断本病。

三、治疗

主要是对症治疗，遵循综合治疗和个体化治疗的原则。

（一）一般治疗

消除诱因是治疗本病的基础。注意生活及饮食规律；戒忌烟酒；避免过分摄食及摄入能诱发症状的食物，如生冷刺激性食物、产气性饮料、不易消化的食物，如大量脂肪、蛋白质、甜点、薯类和豆制品等；避免服用对胃黏膜有刺激性的药物；肥胖者应当减轻体重。

（二）用药常规

主要是经验性治疗和对症治疗。

1.促胃肠动力药：一般适用于以上腹胀、早饱、嗳气等为主要症状的患者。代表药为多巴胺受体阻断剂多潘立酮，一般用法：每次 10～20 mg，每日 3 次；或莫沙必利每次 5～10 mg，每日 3 次，均在餐前 15～30 min 服用，疗程 2～8 周。近年来，5-羟色胺部分受体激动剂替加色罗也逐步应用于 FD 的治疗，除了促胃肠动力作用外，还能改善内脏敏感性，有效缓解腹痛、腹胀症状，一般用法：每次 6 mg，每日 2 次，早、晚餐前 30 min 服用。

2.抑制胃酸分泌药：一般适用于以上腹痛、反酸、烧灼感为主要症状的患者，可选择 H_2 受体拮抗剂或质子泵抑制剂。对疗效不佳者，抑制胃酸分泌药和促胃肠动力药可换用或合用。

3.根除幽门螺杆菌治疗：对部分有幽门螺杆菌感染的 FD 患者可能有效，对于症状严重者可试用。

4.抗抑郁药：上述治疗疗效欠佳而伴随精神症状明显者可试用。常用的有三环类抗抑郁药如阿米替林；新的具有选择性抑制 5-羟色胺再摄取（SSRI）的抗抑郁药如帕罗西汀等，宜从小剂量开始，注意药物的不良反应。

(三)心理治疗

心理治疗在功能性疾病治疗中具有一定的作用。首先要消除由于社会、工作和家庭等因素导致的情绪不良、精神紧张和抑郁等;治疗需要患者与医师之间的良好配合,医师应取得患者的信任,并对患者的心理状况有一定的了解,特别是对病程较长的患者,要耐心解说病情,尽可能消除患者的疑虑,增强战胜疾病的信心;心理医师所进行的一些专门的心理治疗如暗示治疗对部分患者也是必要的;一些抗抑郁药物如盐酸多塞平、氟西汀对一些症状严重,病程较长,尤其是伴有抑郁的患者是有帮助的。

(四)中医治疗

某些中草药可以从整体调节器官功能,以改善患者的临床症状,如腹胀、早饱、反酸、嗳气等。针灸、气功疗法对部分患者可以收到良好的效果。

四、病情观察

1.诊断明确者:应向患者及其家属介绍本病的发病原因、治疗原则、随访要求等,根据患者的主诉及临床征象,采取综合性的个体化治疗原则。如有焦虑、抑郁等,则可予以相应的治疗。注意观察治疗后临床症状有无缓解,治疗是否有效。有无新的症状出现,尤其是注意有无警报症状。

2.诊断不明确者:应向患者及其家属介绍本病的诊断方法、治疗原则等,尽快进行相关检查予明确诊断。注意分析相关实验室检查、内镜、B超等的检查结果,以排除器质性疾病。

五、注意事项

1.医患沟通:功能性消化不良是功能性胃肠疾病中常见的一种类型,只有排除相关的器质性疾病,才能诊断本病。因此,经治医师应向患者及其家属如实告知本病的特点、临床特征、诊断方法、治疗方案等,以便患者予以理解、配合;同时,经治医师亦应告知患者及其家属,注意有无警报症状出现,适时门诊随访是避免漏诊、误诊的重要环节。如需进行相关检查,或需调整治疗方案的,应告知患者及其家属,征得其同意、支持。

2.经验指导

(1)功能性消化不良是一组临床综合征,包括上腹胀满、早饱、中上腹痛、嗳气、恶心等,这些对本病诊断不具有特征性,因为很多器质性消化不良亦有类似的症状,重要的是应根据患者的症状,排除器质性疾病。

(2)本病的诊断是排除性诊断,因此,相关的内镜或X线钡餐检查、腹部B超、实验室检查,无器质疾病发现是诊断的前提。作为一名经治医师,诊断本病须慎重,必须有充分依据,不能模糊。即使已诊断本病,患者亦需要随访观察,以免漏诊器质性疾病,而造成患者伤害。

(3)目前功能性消化不良根据症状分为以下类型:①运动障碍型,以上腹胀满、早饱、嗳气为主要表现,症状多于进餐后加重;②溃疡型,以餐前痛、反酸、夜间痛为主要表现,症状多于进餐后缓解;③混合型,同时有上述几种表现的混合症状。反流样型功能性消化不良则与内镜阴性的胃食管反流病难以区别,现已归入胃食管反流病。本病在我国以运动障碍型消化不良为最多见。

(4)关于Hp感染与本病的治疗目前尚有争议。较为一致的意见是,如用上述的常规治疗效果不佳,患者Hp检测阳性,则可试用Hp根除治疗,部分患者的症状可有缓解。

（5）情绪障碍、心理异常是本病常见的临床伴随征象，因此，根据患者的表现，加用抗抑郁、抗焦虑等药物是可行的，如有可能，辅以安慰、交谈等心理疏导治疗可有助于患者症状的改善。

第二节　上消化道出血

上消化道出血是指屈氏（Treitz）韧带以上的消化道（食管、胃、十二指肠、胰、胆及胃空肠吻合术后的空肠）出血。其主要临床表现为呕血和（或）黑便。上消化道大出血是指数小时内失血量超过 1000mL 或循环血量的 20％以上，常伴有周围循环衰竭，抢救不及时可危及生命，是临床常见的急症之一。

一、病因

上消化道出血的病因很多，可见于消化道炎症、机械性损伤、血管病变、肿瘤等因素，也可由邻近器官的病变和全身性疾病累及胃肠道所致，其中常见的为消化性溃疡、急性胃黏膜病变、食管-胃底静脉曲张破裂。约有 5％出血病灶不能确定，即使剖腹探查也未能找到出血原因。病因归纳如下。

（一）食管疾病

食管炎、食管憩室炎、食管裂孔疝、食管溃疡、食管癌、食管良性肿瘤、贲门黏膜撕裂综合征。

（二）胃、十二指肠疾病

消化性溃疡、急性胃黏膜糜烂、应激性溃疡、胃癌、慢性胃炎、胃息肉、胃平滑肌肉瘤、胃黏膜脱垂、手术后吻合口溃疡、胃肉芽肿病变、十二指肠憩室炎。

（三）门脉高压致食管-胃底静脉曲张破裂

肝硬化伴门脉高压症、肝癌伴门脉高压症、门静脉血栓形成、门静脉阻塞综合征、肝静脉阻塞综合征。

（四）上消化道其他疾病

胆管出血（胆囊胆管的结石、蛔虫、癌肿或肝动脉瘤破入胆管）、壶腹癌、胰腺癌侵犯十二指肠、急性胰腺炎并发脓肿破溃。

（五）全身性疾病

血液病（再生障碍性贫血、白血病、过敏性紫癜、血小板减少性紫癜、血友病、弥散性血管内凝血等）、血管性疾病（胃壁内小动脉瘤、血管瘤、胃黏膜下动静脉畸形、动脉粥样硬化、遗传性出血性毛细血管扩张症）、急性传染病（流行性出血热、钩端螺旋体病）及尿毒症、结缔组织病等。

二、临床表现

上消化道出血的临床表现与病变的性质、部位、失血量与速度及患者的年龄、心肾功能等状况有关。

（一）呕血和黑便

呕血和黑便是上消化道出血的特征性表现。幽门以上的出血常表现为呕血，幽门以下的出血常表现为黑便。食管病变呕血色常鲜红,食管-胃底静脉曲张破裂时,出血量大且常呈喷射状。胃部或其他部位出血进入胃又呕出者,其出血多为咖啡渣样(因血液经胃酸作用形成呈咖啡色的正铁血红蛋白)。若出血量大、速度快,血液在胃内停留时间短则呕鲜红色血液且可有血块。上消化道出血除表现呕血外,血液还从肠道排出,表现为黑便(因血红蛋白经肠内硫化物作用形成黑色的硫化铁)、柏油样黑便。上消化道微量出血无黑便仅粪便隐血试验阳性。当每日出血量 50 mL 以上时即出现黑便。典型者黑便呈柏油样。若上消化道出血量大、速度快,血液在肠道内停留时间短,可呈暗红色或鲜红色便。壶腹部出血以黑便为主,可伴有呕血。十二指肠下段出血常只有黑便,少有呕血者。

(二)失血性周围循环衰竭

若上消化道出血速度慢,量又少,一般无明显全身症状,若为大出血则常伴有失血性周围循环衰竭,患者可有头昏、乏力、心悸、口渴、出汗,突然起立可产生晕厥。体检可见皮肤、口唇、甲床苍白,烦躁不安、四肢厥冷、脉搏细速、血压下降、少尿或无尿,严重者出现休克或意识障碍。

(三)发热

多数患者在上消化道大出血后 24 小时内出现发热,体温不超过 38.5 ℃,可持续 3～5 天,持续 3～5 天发热机制尚不清楚,可能与循环血量减少、周围循环衰竭及贫血等有关。

(四)氮质血症

在上消化道大出血后,血中尿素氮浓度增高产生的原因为:大量血液进入肠道后,其蛋白质产物被吸收引起氮质血症,称为肠源性氮质血症。一般于一次出血后数小时血尿素氮开始上升,24～48 小时可达高峰,3～4 天后恢复正常。

三、实验室及辅助检查

(一)实验室检查

1.血常规

急性失血早期可无明显变化(由于周围血管及脾脏收缩等血液浓缩和重新分布的代偿),在 4～12 小时后红细胞计数、血红蛋白浓度才出现不同程度下降。大出血后 2～5 小时白细胞数增高,血止后 2～3 天恢复正常,肝硬化食管-胃底静脉曲张破裂出血,由于常伴脾功能亢进,白细胞增高不明显,甚至白细胞与血小板计数偏低。上消化道出血后均有急性失血性贫血。出血 6～12 小时后红细胞计数、血红蛋白浓度及血细胞比容下降;上消化道出血后 2～5 小时,白细胞数增高,止血后 2～3 天降至正常。

2.大便隐血试验

呈强阳性。

3.肝功能试验

肝硬化患者有肝功能异常。血胆红素增高,多提示胆管疾病、肝硬化、壶腹部肿瘤等。

(二)内镜检查

病因和部位的首选方法。多主张出血后 24～48 小时内进行急诊检查,除明确出血部位和病因诊断外,还可通过内镜进行止血治疗。

（三）X 线钡餐检查

X 线钡餐检查有助于某些消化系统病变的诊断，特别是对消化性溃疡的诊断帮助较大，但出血期间做此检查可加重出血，最好在出血已停止和病情基本稳定数天进行，虽然诊断价值不如胃镜，但它无痛苦，易于被患者接受，可用于胃镜检查有禁忌证者。

（四）选择性动脉造影

若上述辅助诊断未能确诊时出血病因时，可行选择性腹腔动脉或肠系膜上动脉造影，一般主张在出血活动期进行，可发现造影剂溢出的部位、血管畸形或肿瘤血管影像，还可同时行介入止血治疗，对急诊手术前定位诊断亦很有意义。

（五）放射性核素显像探测

标记物自血管外溢的情况，可发现活动性出血病灶。

（六）含线胶囊试验

对十二指肠远端与近端空肠病变引起出血的定位有一定价值。

四、诊断

（一）上消化道大量出血的确立

根据呕血、黑便和失血性周围循环衰竭的临床表现，血红蛋白含量、红细胞计数及血细胞比容下降的实验室证据，可做出上消化道出血的诊断。

（二）出血量的估计

(1)成人每日消化道出血超过 5～10 mL 时粪便隐血试验出现阳性。

(2)每日出血量 50～100 mL 时可出现黑便。

(3)胃内储积血量在 250～300 mL 时可引起呕血。

(4)一次出血量不超过 400 mL 时，一般不引起全身症状；出血量超过 400～500 mL，可出现全身症状；短期内出血量超过 1000 mL，可出现周围循环衰竭表现。

(5)平卧位改为坐位时出现血压下降[下降幅度超过 2.0～2.7 kPa(15～20 mmHg)]、心率加快(上升幅度超过 10 次/分)，提示血容量不足，是紧急输血的指征。

(6)如收缩压低于 10.7 kPa(80 mmHg)，心率大于 120 次/分，即已进入休克状态，属严重大量出血，需积极抢救.

（三）出血是否停止的判断

出现下列情况时应考虑继续出血或再出血。

(1)反复呕血，或黑便次数增多、粪质稀薄，甚至呕血转为鲜红色、黑便变成暗红色，伴有肠鸣音亢进。

(2)周围循环衰竭的表现经补液、输血而未见明显改善，或虽暂时好转而又恶化，经快速补液输血，中心静脉压仍有波动，稍稳定又再下降。

(3)血红蛋白含量、红细胞计数与血细胞比容继续下降，网织红细胞计数持续增高。

(4)在补液与尿量足够的情况下，血尿素氮持续或再次增高。

（四）判断出血原因

根据病史、症状和体征，结合必要的实验室检查，90% 以上病例可查明出血原因和部位。消化性溃疡并出血,常有慢性、周期性、节律性上腹痛,进食或服碱性药可缓解,出血前疼痛加剧、节律改变,出血后疼痛减轻,体检可有剑突下偏左或偏右处有局限性压痛。急性胃黏膜病变者可服用非甾体抗炎药(NSAIDs)类药物。肝硬化食管-胃底静脉曲张破裂出血者,常有病毒性肝炎、慢性酒精中毒史,有门静脉高压的临床表现。中年以上,近期出现无规律的上腹痛,伴有厌食、消瘦者应警惕胃癌。如剧烈呕吐后有呕血、黑便应考虑贲门黏膜撕裂综合征。但确诊出血的原因与部位则多需依靠辅助检查:胃镜检查是目前诊断上消化道出血病因的首选方法,多主张检查在出血后 24~48 小时内进行;X 线钡餐检查多主张在出血停止和病情基本稳定数天后进行为宜,一般为胃镜检查所代替,故主要是用于患者有胃镜检查禁忌证或不愿意进行胃镜检查时,但对经过胃镜检查而出血原因未明,怀疑病变在十二指肠降段以下小肠段者,则有特殊诊断价值;此外,选择性动脉造影、放射性核素标记红细胞扫描、吞棉线试验及小肠镜检查等主要适用于不明原因的小肠出血。

五、治疗

上消化道大量出血病情急、变化快,严重者可危及生命,应采取积极措施进行抢救。抗休克、迅速补充血容量是治疗的关键。

(一)一般急救措施

患者应卧位休息,严密监测生命体征,保持呼吸道通畅,避免呕血时血液吸入引起窒息,必要时吸氧。活动出血期间禁食。

(二)积极补充血容量

为预防和治疗出血性休克,应尽快补充血容量;同时,积极纠正酸碱平衡失调;输液开始宜快,可用生理盐水、葡聚糖或其他血浆代用品。

紧急输血指征:①患者改变体位时出现晕厥、血压下降和心率加快;②收缩压低于 12.0 kPa(90 mmHg)(或较基础压下降 25%);③血红蛋白低于 70 g/L 或血细胞比容低于 25%。输血量视患者周围循环动力学及贫血改善而定,尿量是有价值的参考指标。

(三)止血措施

1.药物止血

(1)血管升压素:主要用于门静脉高压所致出血,静脉内给药可使内脏小血管收缩而降低门静脉血流量和压力,以达到止血目的。血管升压素的推荐疗法是 0.2 U/min 静脉持续滴注,视治疗反应,可逐渐增加剂量至 0.4 U/min。有冠状动脉粥样硬化性心脏病的患者禁忌使用。

(2)生长抑素:直接作用于内脏血管平滑肌,使内脏血流量减少 30%~40%,对上消化道出血,尤其是控制食管静脉曲张出血的效果优于血管升压素,且不良反应小。用法是 0.1 mg 加 10% 葡萄糖静脉推注,然后以 25~50 μg/h 静脉持续滴注。

(3)H_2 受体拮抗药及质子泵抑制剂:消化性溃疡和急性胃黏膜损害所引起的出血应常规给予,止血效果较好。

其机制为:抑制胃酸分泌,提高胃内 pH(当 pH>6 时胃蛋白酶即失去活性,血小板聚集止血)。

常用药物有:西咪替丁、雷尼替丁、法莫替丁及奥美拉唑等。

(4)其他止血药物:可选用卡巴克络(安络血)、6-氨基己酸、氨甲苯酸(对羧基苄胺)等。

2.气囊压迫止血

主要用于食管-胃底静脉曲张破裂出血,有暂时性效果,可赢取时间为手术创造条件。操作时应警惕置管引起血液反流入气管或三腔管向外滑脱,膨胀的气囊可阻塞呼吸道产生窒息。

3.内镜治疗

(1)内镜直视下注硬化剂至曲张的静脉,或用皮圈套扎曲张静脉,是目前治疗食管-胃底静脉曲张破裂出血的重要手段。不但能达到止血目的,而且可有效防止早期再出血。

(2)内镜直视下止血是消化性溃疡出血安全有效的方法,包括激光、高频电凝疗法等。

4.局部用药

常用于消化性溃疡和急性胃黏膜病变的患者。

(1)去甲肾上腺素:通过使局部血管强烈收缩而止血。去甲肾上腺素 8 mg 加冰生理盐水 100 mL 口服或胃管注入,重复 3～4 次无效者停用。

(2)凝血酶:直接作用于凝血过程的第三阶段,促使血液中的纤维蛋白原迅速生成胶体状态的纤维蛋白凝块而达到止血目的,疗效好而不良反应小。用法,凝血酶 200～2000 U/次加生理盐水溶解,口服或灌注,每隔 1～6 个小时重复应用。凝血酶在酸性环境中易失去活性,若同时给予 H_2 受体阻滞药可使药液获得较好疗效。

(3)其他:云南白药、三七粉、孟氏液等口服,或胃管注入止血。

5.外科手术治疗

上消化道大量出血经内科治疗仍出血不止时,可行紧急手术治疗。手术指征如下。

(1)出血量大,短期内即出现休克。

(2)有多次出血史,近期内又反复大出血者。

(3)持续大量出血,在 6～8 小时内输血 600～800 mL,血压、脉搏仍不稳定者。

(4)年龄超过 50 岁或伴有动脉硬化,经治疗 24 小时仍出血不止者。

(5)大出血同时伴有幽门梗阻、急性穿孔或急性弥漫性腹膜炎。

(6)肝硬化食管-胃底静脉曲张破裂出血经三腔管压迫止血、硬化剂注射等治疗无效者。

六、预防

(1)积极进行针对出血病因的治疗。

(2)注意生活习惯、饮食、情志,避免刺激因素。

第三节　慢性胃炎

慢性胃炎系胃黏膜的慢性炎症,胃黏膜层以淋巴细胞和浆细胞浸润为主。本病十分常见,占接受胃镜检查患者的 80%～90%,慢性胃炎的发病率随年龄增加而增加,男性多于女性。慢性胃炎根据病变部位及发病机制可分慢性胃窦炎(B 型胃炎)及慢性胃体炎(A 型胃炎),B 型胃炎主要与幽门螺杆菌感染有关,而 A 型胃炎主要由自身免疫反应引起。

一、病史采集

（一）现病史

有无上腹隐痛、食欲减退、餐后饱胀、反酸等消化不良症状，注意询问是否有相关的致病因素如长期吸烟、饮浓茶、酗酒及进食过冷、过热、过于粗糙的食物；有无长期服用非甾体消炎药（NSAIDs）的病史，如有，应询问服用的药物名称、剂量、为何服用、服用时间等。了解有无消瘦、贫血等症状，对以明显厌食、恶性贫血就诊者，应注意询问患者有无舌炎、四肢感觉异常；如为慢性胃炎患者，询问是否伴有其他免疫系统疾病如甲腺炎、白斑病等。

（二）过去史

有无肝炎、血吸虫病、糖尿病病史。以往有无类似发作史，如有，应仔细询问以往的就诊治疗经过，注意询问以往的胃镜、X 线钡餐透视等检查结果。注意询问有无慢性支气管炎、肺气肿等肺部疾病，有无高血压、风湿性心脏病、冠心病等病史，如有相关病史，应进一步询问目前所用药物及治疗情况。

（三）个人史

注意询问有无长期吸烟、酗酒史，如有，应询问每日吸烟支数、饮酒量等；是否使用过对胃黏膜损害的药物，如有，应询问为何使用，使用药物的名称、剂量、时间等。

（四）家族史

询问有无类似病史，亦应询问其父母、直系亲属中有无消化道肿瘤史。

二、体格检查

（1）一般无阳性体征或仅有上腹轻压痛。

（2）A 型胃炎患者可出现贫血、舌炎、舌萎缩及四肢感染异常（如麻木、痛觉过敏等）。

三、辅助检查

（一）胃液分析

目前常用的为五肽胃泌素试验。慢性浅表性胃炎与 B 型胃炎胃酸多为正常，少数可增高或降低（如大量 G 细胞消失时出现）。A 型胃酸降低甚至无基础胃酸，与腺体萎缩成正比。

（二）血清学检查

A 型胃炎血清胃泌素含量增高。血清中可测到抗壁细胞抗体（90％）和抗体内因子抗体（75％），维生素 B_{12} 水平明显降低。B 型胃炎血清胃泌素含量降低，血清 70％ 测不到抗壁细胞抗体和抗体内因子抗体，存在者滴度低。

（三）X 线钡餐造影

用气钡双重造影方法，可较清晰显示胃黏膜，但一般浅表性和萎缩性胃炎可无异常表现，因此，钡透无异常，不能完全否定胃炎。严重萎缩性胃炎者，可见黏膜皱襞变细、减少，或结核紊乱。

（四）胃镜及活组织检查

胃镜及活组织检查是诊断胃炎最可靠的方法。

1.浅表性胃炎

病变以胃窦部为主,呈弥漫性,也可呈局限性的黏膜充血、水肿,有时有糜烂、出血,黏膜呈红白相间或花斑状,黏液分泌增多,常有灰白色或黄白色渗出物。活组织检查可见炎性细胞浸润,胃腺体正常。

2.萎缩性胃炎

病变呈弥漫性,也可为局限性。黏膜呈灰白色或苍白色,黏膜红白相间以白为主。皱襞变细、平坦、黏膜变薄而使之血管分支透现。因病变分布不均,见高低不平。胃小凹皮增生,使黏膜表现呈颗粒状或小结节状。活组织检查除炎性细胞浸润外,主要为腺体减少或消失。

活组织标本还可做 Hp 检查,常用的有快速尿素酶试验,也可做 Giemsa 染色寻找 Hp。

四、诊断

(一)诊断要点

(1)有上腹隐痛、食欲减退、餐后饱胀、反酸等消化不良症状。

(2)胃镜及病理检查、X 线上消化道钡餐明确为慢性胃炎,胃镜则可确定有无胃黏膜萎缩。

(二)鉴别诊断

1.胃溃疡

患者常有反酸、上腹痛等症状,疼痛有规律,胃镜及病理检查或上消化道 X 线钡餐可明确诊断。

2.功能性消化不良

有上腹痛、饱胀不适、反酸、嗳气等消化不良表现,胃镜、X 线钡餐、B 超无器质性病变发现。

3.胃癌

患者年龄较大,有进行性消瘦、贫血的表现,胃镜及活组织检查可明确诊断。

4.慢性肝病

往往有慢性乙型或丙型肝炎病毒感染史,血清胆红素、转氨酶增高,B 超示肝脏回声不均等。

5.胆囊炎、胆石症

患者常有右上腹痛,进食油腻可诱发,B 超检查可明确诊断。

五、治疗

(一)消除病因

去除口腔、鼻咽等部感染病灶。忌烟酒、浓茶避免刺激性食物和药物。

(二)软食

宜进软且易消化食物。

(三)萎缩性胃炎

伴胃酸过低或无酸可用 0.5%稀盐酸 5～10 mL,3 次/d,或胃酶合剂 10 mL,3 次/d,或胃黏膜保护剂和硫糖铝。

(四)甲型胃炎

可试用激素治疗,伴有恶性贫血者,加用维生素 B_{12} 100 mg,1 次/d,肌注。

(五)乙型胃炎

以根除 HP 为主。

(1)枸橼酸铋钾 120 mg＋阿莫西林 1000 mg＋甲硝唑 400 mg,均 2 次/d,共 1 周。

(2)奥美拉唑 20 mg＋克拉霉素 500 mg＋阿莫西林 1000 mg,均 2 次/d,共 1 周。

六、注意事项

(1)本病临床表现不一,可有各种消化不良的症状,包括腹痛、饱胀、烧心、嗳气、反酸、恶心、呕吐等,少数患者可有黑便和(或)呕血,但一般为少量;部分患者可有上腹痛,呈节律性,应注意与消化性溃疡的鉴别;一些患者出现消瘦、贫血等表现,应仔细询问病史,注意与胃癌的鉴别,内镜检查有助于明确诊断。

(2)本病体检一般无阳性表现,但如发现有浅表淋巴结肿大、腹部包块、皮肤巩膜黄染,则可肯定排除本病。

(3)萎缩、肠腺增生、不典型增生常常被认为是胃癌的癌前状态,定期胃镜及胃黏膜病理复查是很必要的,可有利于提高早期胃癌的检出率。

第四节　胃潴留

一、概述

胃潴留是指胃内容物积贮而未及时排空.凡呕吐出 4～6 小时以前摄入的食物,或空腹 8 小时以上,胃内残留量多于 200 mL 者,表示有胃潴留存在。本病分为器质性与功能性两种,前者包括消化性溃疡所致的幽门梗阻,以及胃窦部及其邻近器官的原发或继发的癌症压迫,阻塞所致的幽门梗阻;后者又称胃轻瘫,多由于继发性胃张力低下所致,包括胃部或腹部手术引起的胃动力障碍,中枢神经系统疾病、糖尿病所致的神经病变,以及迷走神经切断术等引起,尿毒症、酸中毒、低钾血症、低钙血症、全身或腹腔内感染、剧烈疼痛、严重贫血,以及抗精神病药物和抗胆碱能药物的应用也可致本病。

二、诊断

以反复呕吐为主要临床特征的患者应考虑胃潴留的可能,但应区分是胃轻瘫还是幽门梗阻。

1.临床表现:呕吐为本病的主要表现,日夜均可发生,多于餐后 30 min 至 1 h 发生,夜间频发,呕吐后症状可以暂时获得缓解。呕吐物常,一般不含胆汁。上腹饱胀和疼痛亦多见。腹痛可为钝痛、绞痛或烧灼痛。急性患者可致脱水和电解质代谢紊乱;慢性患者则可有营养不良和体重减轻。严重或长期呕吐者,因胃酸和钾离子的大量丢失,可引起碱中毒,并致手足抽搐。体检可见患者消瘦、营养不良、脱水、上腹部膨隆,中上腹压痛,叩诊见鼓音区扩大,并可见胃型、蠕动波及振水音。

2.内镜检查:可见潴留液,有大量未消化的食物残渣。胃轻瘫患者无明显器质性病变,但有胃窦蠕动减弱或消失,皱襞展平,黏膜充血糜烂。若为幽门梗阻可直接观察到幽门狭窄病变,并可通过活检取材确定病变性质。

3.影像学检查：上消化道钡餐可动态观察胃蠕动及潴留情况,确定梗阻程度。胃轻瘫显示低张型胃和蠕动缓慢,6 小时后仍 50％残留。B 超可显示左上腹部囊实性肿块。

4.实验室检查：可见不同程度的贫血、低蛋白血症、电解质与酸碱平衡紊乱和肾前性氮质血症等。

三、治疗

（一）西药治疗

西药主要是针对病因治疗。去除病因,因胃张力低下所致的胃轻瘫患者需积极治疗原发病,同时要消除情绪不良、精神紧张、吸烟等诱因。饮食以低脂饮食或半流质为主以加速胃排空,可少食多餐。应用促胃肠动力药,如甲氧氯普胺(胃复安)、多潘立酮(吗丁啉),必要时禁食并行胃肠减压。由消化性溃疡(PU)引起的梗阻可先试用解痉、制酸治疗,如果为水肿痉挛所致可获疗效,必要时可在胃镜下行气囊扩张术治疗。

（二）外科手术治疗

适合于消化性溃疡瘢痕窄型病变经内科治疗无效,以及肿瘤狭窄所致的幽门梗阻。

第五节　　胃下垂

一、概述

站立时,胃的下缘达盆腔,胃小弯弧线最低点降到髂嵴连线以下,称为胃下垂。胃下垂是内脏下垂的一部分,其产生主要和膈肌悬吊力不足,膈胃、肝胃韧带松弛,腹内压下降及腹肌松弛等因素有关。常见于女性、瘦长体型、经产妇、多次腹部手术有切口疝者、消耗性疾病进行性消瘦者及卧床少动者等。偶可并发胃扩张及胃扭转。

二、诊断

（一）临床表现

1.症状

轻度胃下垂多无症状,下垂明显者可有上腹不适、隐痛、饱胀、厌食、恶心、嗳气、便秘等症状。常于餐后、多站立及劳累后加重,且可有站立性晕厥、低血压、心悸,平卧可缓解。

2.体征

肋下角常小于 90°,站立时因胃囊下移,患者上腹部可触到腹主动脉搏动。上腹部压痛点可因卧位变动而不固定,因胃排空延缓而出现振水音。胃下垂明显者常伴有其他脏器下垂的体征。

（二）饮水超声试验

可测定饮水后胃下缘垂入盆腔内。

（三）X 线钡餐检查

胃小弯弧线最低点在髂嵴连线以下;胃呈无力型,上窄下宽,蠕动弱,餐后 6 h 仍有胃内潴留;

十二指肠第二段常位于幽门后,球部向左偏移。胃下垂程度依据胃大弯在髂嵴连线以下的距离而定:<5 cm为轻度,5.1~10 cm为中度,>10 cm为重度。

二、治疗

(一)内科治疗

(1)加强锻炼,增强腹肌张力,并少吃多餐,纠正不良的习惯性体位。

(2)增加营养,并给以助消化剂,必要时给蛋白合成制剂及胰岛素等以增加腹腔内脂肪,加强腹肌张力。普通胰岛素4~8 U,餐前半小时皮下注射,以促进食欲。苯丙酸诺龙25 mg肌内注射,每周2次,1月后每周1次,连用3个月。

(3)对症治疗。对无力型胃可用促胃动力药,胃痛者可用镇痛药,便秘者可用润滑剂。

(4)可试用氢溴酸加兰他敏,每次10 mg,每日3次,口服,或每次25 mg每日1次肌内注射。一般从小剂量开始逐渐增加,20~40天为一疗程,视患者病情而定,经1~2个疗程后,病情仍未改善,应停用。

(5)可试用ATP,每次20 mg,每日2次,在早、午餐前半小时肌内注射,25天为1疗程,间隔10天再进行第二疗程,总有效率为98.5%。

(6)必要时可放置胃托或腹带辅助治疗。

(二)中医治疗

1.中药治疗

(1)脾虚气陷型:面色萎黄,精神倦怠,语言低微,气短乏力,食少纳呆,脘腹重坠,胀满,嗳气不舒,食后加重,肌肉瘦弱,舌淡苔白,脉象缓弱。治以补气升陷,方用补中益气汤合枳术丸。少食纳呆可加鸡内金6 g,炒稻芽、麦芽各12 g,恶心、呕吐加半夏10 g或合用旋覆代赭汤。

(2)虚实夹饮型:脘腹坠胀不适,食后尤甚,喜暖喜暗,心下悸动,水走肠间辘辘有声,恶心,呕吐清水痰涎,便溏,舌淡苔白滑,脉象沉细小滑。治以温阳化饮、和胃降逆,方用苓桂术甘汤合附子理中汤加半夏10 g,代赭石15 g,或加黄连3 g、吴茱萸6 g。

(3)肝胃不和型:两胁胀而不适,脘腹胀满,呃逆,嗳气,嘈杂噫酸,善太息,苔薄腻,脉弦小。治以疏肝和胃,方用柴胡疏肝散合左金丸,或四逆散与逍遥散加减化裁。

(4)胃阴不足型:面色略红,唇红而干,脘腹胀满,灼热不适,口干苦,口渴思饮,嗳气,恶心、呕吐,大便干,舌红少津,脉象细数。治以濡养胃阴,方用益胃汤合一贯煎加鸡内金6 g,炒麦芽15 g,莱菔子12 g。如呕吐较著,可养胃降逆,方用麦门冬汤合竹茹汤。

(5)胃络瘀滞型:胸膈痞满,脘腹胀坠,脐上刺痛,按之濡软,恶心,形体消瘦,面色晦黯,舌暗淡或有瘀斑,苔薄,脉象沉细或涩。治以疏肝养血化瘀,方用血府逐瘀汤合香砂六君子汤加减化裁或用柴胡疏肝汤合桃红四物汤加减化裁。

2.针灸治疗

(1)可在内关、足三里、中脘透梁门、脾俞、胃俞、气海、章门,任选2~3穴,以平补平泻法,留针20~30 min。如偏虚者选脾俞、胃俞、章门;泄泻加关元;便秘加大肠俞、天枢、上巨虚。

(2)以补法针刺太溪穴0.5寸左右,以平补平泻法针刺足三里1.5寸左右,三阴交1寸左右,间隔5 min行针1次,留针25 min。每日1次,10次为1疗程,有效率为96.94%。

3.其他治疗

取穴脾俞、胃俞、中脘、足三里,用维生素 $B_{12}0.1$ g 与当归注射液 0.1 g 混合液穴位注射,每日 1 次,每次 3 穴,交替使用,有效率为 96.5%。另外,电兴奋疗法、按摩、推拿疗法、气功疗法及几种疗法综合治疗,均有较好的疗效。

(三)手术治疗

适用于症状严重,内科治疗无效的重度胃下垂者。

第三章 心血管内科常见疾病

第一节 感染性心内膜炎

感染性心内膜炎(IE)为心脏内膜表面微生物感染导致的炎症反应。IE 最常累及的部位是心脏瓣膜,包括自体瓣膜和人工瓣膜,也可累及心房或心室的内膜面。近年来随着诊断及治疗技术的进步,IE 的致死率和致残率显著下降,但诊断或治疗不及时的患者,死亡率仍然很高。

一、流行病学

由于疾病自身的特点及诊断的特殊性,很难对 IE 进行注册或前瞻性研究,没有准确的患病率数字。每年的发病率为 1.9/10 万～6.2/10 万。近年来,随着人口老龄化、抗生素滥用、先天性心脏病存活年龄延长及心导管和外科手术患者的增多,IE 的发病率呈增加的趋势。

二、病因与诱因

(一)患者因素

1.瓣膜性心脏病

瓣膜性心脏病是 IE 最常见的基础病。近年来,随着风湿性心脏病发病率的下降,风湿性心脏瓣膜病在 IE 基础病中所占的比例已明显下降,占 6%～23%。与此对应,随着人口老龄化,退行性心脏瓣膜病所占的比例日益升高,尤其是主动脉瓣和二尖瓣关闭不全。

2.先天性心脏病

由于介入封堵和外科手术技术的进步,成人先天性心脏病患者越来越多,在此基础上发生的 IE 也较前增加,室间隔缺损、法洛四联症和主动脉缩窄是最常见的原因。主动脉瓣二叶钙化也是诱发 IE 的重要危险因素。

3.人工瓣膜

人工瓣膜置换者发生 IE 的危险是自体瓣膜的 5～10 倍,术后 6 个月内危险性最高,之后在较低的水平维持。

4.既往 IE 病史

既往 IE 病史是再次感染的明确危险因素。

5.近期接受可能引起菌血症的诊疗操作

各种经口腔(如拔牙)、气管、食管、胆道、尿道或阴道的诊疗操作及血液透析等,均是 IE 的诱发因素。

6.体内存在促非细菌性血栓性赘生物形成的因素

如白血病、肝硬化、癌症、炎性肠病和系统性红斑狼疮等可导致血液高凝状态的疾病,也可增加 IE 的危险。

7.自身免疫缺陷

自身免疫缺陷包括体液免疫缺陷和细胞免疫缺陷,如人类免疫缺陷病毒(HIV)。

8.静脉药物滥用

静脉药物滥用者发生 IE 的危险可升高 12 倍。赘生物常位于血流从高压腔经病变瓣口或先天缺损至低压腔产生高速射流和湍流的下游,如二尖瓣关闭不全的瓣叶心房面、主动脉瓣关闭不全的瓣叶心室面和室间隔缺损的间隔右心室侧,可能与这些部位的压力下降及内膜灌注减少,有利于微生物沉积和生长有关。高速射流冲击心脏或大血管内膜可致局部损伤,如二尖瓣反流面对的左心房壁、主动脉瓣反流面对的二尖瓣前叶腱索和乳头肌及动脉导管未闭射流面对的肺动脉壁,也容易发生 IE。在压差较小的部位,例如房间隔缺损、大室间隔缺损、血流缓慢(如心房颤动或心力衰竭)及瓣膜狭窄的患者,则较少发生 IE。

(二)病原微生物

近年来,导致 IE 的病原微生物谱也发生了很大变化。金黄色葡萄球菌感染明显增多,同时也是静脉药物滥用患者的主要致病菌;而草绿色链球菌感染明显减少。凝固酶阴性的葡萄球菌以往是自体瓣膜心内膜炎的次要致病菌,现在是人工瓣膜心内膜炎和院内感染性心内膜炎的重要致病菌。此外,铜绿假单胞菌、革兰阴性杆菌及真菌等以往较少见的病原微生物,也日渐增多。

三、病理

IE 特征性的病理表现是在病变处形成赘生物,由血小板、纤维蛋白、病原微生物、炎性细胞和少量坏死组织构成,病原微生物常包裹在赘生物内部。

(一)心脏局部表现

1.赘生物本身的影响

大的赘生物可造成瓣口机械性狭窄,赘生物还可导致瓣膜或瓣周结构破坏,如瓣叶破损、穿孔或腱索断裂,引起瓣膜关闭不全,急性者最终可发生猝死或心力衰竭。人工瓣膜患者还可导致瓣周漏和瓣膜功能不全。

2.感染灶局部扩散

局部扩散产生瓣环或心肌脓肿、传导组织破坏、乳头肌断裂、室间隔穿孔和化脓性心包炎等。

(二)赘生物脱落造成栓塞

1.右心 IE

右心赘生物脱落可造成肺动脉栓塞、肺炎或肺脓肿。

2.左心 IE

左心赘生物脱落可造成体循环动脉栓塞,如脑动脉、肾动脉、脾动脉、冠状动脉及肠系膜动脉等栓塞,导致相应组织的缺血坏死和(或)脓肿;还可能导致局部动脉管壁破坏,形成动脉瘤。

(三)菌血症

感染灶持续存在或赘生物内的病原微生物释放入血,形成菌血症或败血症,导致全身感染。

(四)自身免疫反应

病原菌长期释放抗原入血,可激活自身免疫反应,形成免疫复合物,沉积在不同部位导致相应组织的病变,如肾小球肾炎(免疫复合物沉积在肾小球基底膜)、关节炎、皮肤或黏膜出血(小血管炎,发生漏出性出血)等。

四、分类

既往习惯按病程分类,目前更倾向于按疾病的活动状态、诊断类型、瓣膜类型、解剖部位和病原微生物进行分类。

(一)按病程分类

按病程分为急性 IE(病程<6 周)和亚急性 IE(病程>6 周)。急性 IE 多发生在正常心瓣膜,起病急骤,病情凶险,预后不佳,有发生猝死的危险;病原微生物以金黄色葡萄球菌为主,细菌毒力强,菌血症症状明显,赘生物容易碎裂或脱落。亚急性 IE 多发生在有基础病的心瓣膜,起病隐匿,经积极治疗预后较好;病原微生物主要是条件性致病菌,如溶血性链球菌、凝固酶阴性的葡萄球菌及革兰阴性杆菌等,这些病原微生物毒力相对较弱,菌血症症状不明显,赘生物碎裂或脱落的比例较急性 IE 低。

(二)按疾病的活动状态分类

按疾病的活动状态分为活动期和愈合期,这种分类对外科手术治疗非常重要。

(三)按诊断类型分类

按诊断类型分为明确诊断、疑似诊断和可能诊断。

(四)按瓣膜类型分类

按瓣膜类型分为自体瓣膜 IE 和人工瓣膜 IE。

(五)按解剖部位分类

按解剖部位分为二尖瓣 IE、主动脉瓣 IE 及室壁 IE 等。

(六)按病原微生物分类

按照病原微生物血培养结果分为金黄色葡萄球菌性 IE、溶血性链球菌性 IE、真菌性 IE 等。

五、临床表现

(一)全身感染中毒表现

发热是 IE 最常见的症状,除有些老年或心、肾衰竭的重症患者外,几乎均有发热,与病原微生物释放入血有关。亚急性者起病隐匿,体温一般<39 ℃,午后和晚上高,可伴有全身不适、肌痛/关节痛、乏力、食欲缺乏或体重减轻等非特异性症状。急性者起病急骤,呈暴发性败血症过程,通常高热伴有寒战。其他全身感染中毒表现还包括脾大、贫血和杵状指,主要见于亚急性者。

(二)心脏表现

心脏的表现主要为新出现杂音或杂音性质、强度较前改变,瓣膜损害导致的新的或增强的杂音通常为关闭不全的杂音,尤以主动脉瓣关闭不全多见。但新出现杂音或杂音改变不是 IE 的必备表现。

(三)血管栓塞表现

血管栓塞表现为相应组织的缺血坏死和(或)脓肿。

（四）自身免疫反应的表现

自身免疫反应主要表现为肾小球肾炎、关节炎、皮肤或黏膜出血等，非特异性，不常见。皮肤或黏膜的表现具有提示性，包括：①瘀点，可见于任何部位；②指/趾甲下线状出血；③Roth 斑，为视网膜的卵圆形出血斑，中心呈白色，多见于亚急性者；④Osler 结节，为指/趾垫出现的豌豆大小红色或紫色痛性结节，多见于亚急性者；⑤Janeway 损害，为手掌或足底处直径 1～4 mm 无痛性出血性红斑，多见于急性者。

六、辅助检查

（一）血培养

血培养是明确致病菌最主要的实验室方法，并为抗生素的选择提供可靠的依据。为了提高血培养的阳性率，应注意以下几个环节。

（1）采血频次：多次血培养有助于提高阳性率，建议至少送检 3 次，每次采血时间间隔少于 1 h。

（2）采血量：每次取血 5～10 mL，已使用抗生素的患者取血量不宜过多，否则血液中的抗生素不能被培养液稀释。

（3）采血时间：有人建议取血时间以寒战或体温骤升时为佳，但 IE 的菌血症是持续的，研究发现，体温与血培养阳性率之间没有显著相关性，因此不需要专门在发热时取血。高热时大部分细菌被吞噬细胞吞噬，反而影响了培养效果。

（4）采血部位：前瞻性研究表明，无论病原微生物是哪一种，静脉血培养阳性率均显著高于动脉血。因此，静脉血培养阴性的患者没有必要再采集动脉血培养。每次采血应更换穿刺部位，皮肤应严格消毒。

（5）培养和分离技术：所有怀疑 IE 的患者，应同时做需氧菌培养和厌氧菌培养；人工瓣膜置换术后、长时间留置静脉导管或导尿管及静脉药物滥用患者，应加做真菌培养。结果阴性时应延长培养时间，并使用特殊分离技术。

（6）采血之前已使用抗生素患者的处理：如果临床高度怀疑 IE 而患者已使用了抗生素治疗，应谨慎评估，病情允许时可以暂停用药数天后再次培养。

（二）超声心动图

所有临床上怀疑 IE 的患者均应接受超声心动图检查，首选经胸超声心动图（TTE）；如果 TTE 结果阴性，而临床高度怀疑 IE，应加做经食管超声心动图（TEE）；TEE 结果阴性，而仍高度怀疑，2～7 天后应重复 TEE 检查。如果是有经验的超声医师，且超声机器性能良好，多次 TEE 检查结果阴性基本可以排除 IE 诊断。

超声心动图诊断 IE 的主要证据包括赘生物，附着于瓣膜、心腔内膜面或心内植入物的致密回声团块影，可活动，用其他解剖学因素无法解释；脓肿或瘘；新出现的人工瓣膜部分裂开。

临床怀疑 IE 的患者，其中约 50% 经 TTE 可检出赘生物。在人工瓣膜，TTE 的诊断价值通常不大。TEE 有效弥补了这一不足，其诊断赘生物的敏感度为 88%～100%，特异度达 91%～100%。

（三）其他检查

IE 患者可出现血白细胞计数升高，核左移；血沉及 C 反应蛋白升高；高丙种球蛋白血症，循环中出现免疫复合物，类风湿因子升高，血清补体降低；贫血，血清铁及血清铁结合力下降；尿中出现蛋白和红细胞等。心电图和胸片检查也可能有相应的变化，但均不具有特异性。

七、诊断和鉴别诊断

（一）诊断

首先应根据患者的临床表现筛选出疑似病例。

1.高度怀疑

（1）新出现杂音或杂音性质、强度较前改变。

（2）来源不明的栓塞事件。

（3）感染源不明的败血症。

（4）血尿、肾小球肾炎或怀疑肾梗死。

（5）发热伴以下任何一项：①心内有植入物；②有 IE 的易患因素；③新出现的室性心律失常或传导障碍；④首次出现充血性心力衰竭的临床表现；⑤血培养阳性（为 IE 的典型病原微生物）；⑥皮肤或黏膜表现；⑦多发或多变的浸润性肺感染；⑧感染源不明的外周（肾、脾和脊柱）脓肿。

2.低度怀疑

发热，不伴有以上任何一项。对于疑似病例应立即进行超声心动图和血培养检查。

1994 年，Durack 及其同事提出了 Duke 标准，给 IE 的诊断提供了重要参考。后来经不断完善形成了目前的 Duke 标准修订版，包括 2 项主要标准和 6 项次要标准。具备 2 项主要标准，或 1 项主要标准＋3 项次要标准，或 5 项次要标准为明确诊断；具备 1 项主要标准＋1 项次要标准，或 3 项次要标准为疑似诊断。

（1）主要标准包括：①血培养阳性，2 次血培养结果一致，均为典型的 IE 病原微生物如溶血性链球菌、牛链球菌、HACEK 菌、无原发灶的社区获得性金黄色葡萄球菌或肠球菌。连续多次血培养阳性，且为同一病原微生物，这种情况包括：至少 2 次血培养阳性，且间隔时间＞12 h；3 次血培养均阳性或≥4 次血培养中的多数均阳性，且首次与末次血培养间隔时间至少 1 h。②心内膜受累证据，超声心动图阳性发现赘生物，附着于瓣膜、心腔内膜面或心内植入物的致密回声团块影，可活动，用其他解剖学因素无法解释；脓肿或瘘；新出现的人工瓣膜部分裂开。

（2）次要标准包括：①存在易患因素，如基础心脏病或静脉药物滥用。②发热，体温＞38 ℃。③血管栓塞表现，主要动脉栓塞、感染性肺梗死、霉菌性动脉瘤、颅内出血、结膜出血及 Janeway 损害。④自身免疫反应的表现，肾小球肾炎、Osler 结节、Roth 斑及类风湿因子阳性。⑤病原微生物证据，血培养阳性，但不符合主要标准；或有 IE 病原微生物的血清学证据。⑥超声心动图证据，超声心动图符合 IE 表现，但不符合主要标准。

（二）鉴别诊断

IE 需要和以下疾病鉴别，包括心脏肿瘤、系统性红斑狼疮、Marantic 心内膜炎、抗磷脂综合征、类癌综合征、高心输出量肾细胞癌、血栓性血小板减少性紫癜及败血症等。

八、治疗

（一）治疗原则

（1）早期应用：连续采集 3～5 次血培养后即可开始经验性治疗，不必等待血培养结果。对于病情平稳的患者可延迟治疗 24～48 h，对预后没有影响。

（2）充分用药：使用杀菌性而非抑菌性抗生素，大剂量，长疗程，旨在完全杀灭包裹在赘生物内的病原微生物。

（3）静脉给药为主：保持较高的血药浓度。

（4）病原微生物不明确的经验性治疗：急性者首选对金黄色葡萄球菌、链球菌和革兰阴性杆菌均有效的广谱抗生素，亚急性者首选对大多数链球菌（包括肠球菌）有效的广谱抗生素。

（5）病原微生物明确的针对性治疗：应根据药物敏感试验的结果选择针对性的抗生素，有条件时应测定最小抑菌浓度（MIC）以判定病原微生物对抗生素的敏感程度。

（6）部分患者需要外科手术治疗。

（二）病原微生物不明确的经验性治疗

治疗应基于临床及病原学证据。病原微生物未明确的患者，如果病情平稳，可在血培养 3～5 次后立即开始经验性治疗；如果过去的 8 天内患者已使用了抗生素治疗，可在病情允许的情况下延迟 24～48 h 再进行血培养，然后采取经验性治疗。我国庆大霉素的耐药率较高，而且庆大霉素的肾毒性大，多选用阿米卡星（丁胺卡那霉素）替代庆大霉素，0.4～0.6 g 分次静脉给药或肌注。万古霉素费用较高，也可选用青霉素类，如青霉素 320 万～400 万 U 静脉给药，每 4～6 h 一次；或萘夫西林 2 g 静脉给药或静脉给药，每 4 h 一次。

（三）病原微生物明确的针对性治疗

1.链球菌感染性心内膜炎

根据药物的敏感性程度选用青霉素、头孢曲松、万古霉素或替考拉宁。

（1）自体瓣膜 IE 且对青霉素完全敏感的链球菌感染（MIC≤0.1 mg/L）：年龄≤65 岁，血清肌酐正常的患者，给予青霉素 1200 万～2000 万 U/24h，分 4～6 次静脉给药，疗程 4 周；加庆大霉素 3 mg/kg，q24 h（最大剂量 240 mg/24 h），分 2～3 次静脉给药，疗程 2 周。年龄＞65 岁，或血清肌酐升高的患者，根据肾功能调整青霉素的剂量，或使用头孢曲松 2 g/24 h，每日 1 次静脉给药，疗程均为 4 周。对青霉素和头孢菌素过敏的患者使用万古霉素 30 mg/kg，q24 h，每日 2 次静脉给药，疗程 4 周。

（2）自体瓣膜 IE 且对青霉素部分敏感的链球菌感染（MIC0.1～0.5 mg/L）或人工瓣膜 IE：青霉素 2000 万～2400 万 U/24h，分 4～6 次静脉给药，或使用头孢曲松 2 g/24 h，每日 1 次静脉给药，疗程均为 4 周；加庆大霉素 3 mg/kg，q24 h，分 2～3 次静脉给药，疗程 2 周；之后继续使用头孢曲松 2 g/24 h，每日 1 次静脉给药，疗程 2 周。对这类患者也可单独选用万古霉素，30 mg/kg，q24 h，每日 2 次静脉给药，疗程 4 周。

（3）对青霉素耐药的链球菌感染（MIC＞0.5 mg/L）：治疗同肠球菌。

替考拉宁可作为万古霉素的替代选择，推荐用法为 10 mg/kg 静脉给药，每日 2 次，9 次以后改为每日 1 次，疗程 4 周。

2.葡萄球菌感染性心内膜炎

葡萄球菌感染性心内膜炎约占所有 IE 患者的 1/3，病情危重，有致死危险。90％的致病菌为金黄色葡萄球菌，其余 10％为凝固酶阴性的葡萄球菌。

（1）自体瓣膜 IE 的治疗方案有以下几种：①对甲氧西林（新青霉素）敏感的金黄色葡萄球菌（MSSA）感染：苯唑西林 8～12 g/24 h，分 4 次静脉给药，疗程 4 周（静脉药物滥用患者用药 2 周）；

加庆大霉素 3 mg/kg,q24 h(最大剂量 240 mg/24h),分 3 次静脉给药,疗程至少 3~5 天。②对青霉素过敏患者 MSSA 感染:万古霉素 30 mg/kg,q24 h,每日 2 次静脉给药,疗程 4~6 周;加庆大霉素 3 mg/kg,q24 h(最大剂量 240 mg/24 h),分 3 次静脉给药,疗程至少 3~5 天。③对甲氧西林耐药的金黄色葡萄球菌(MRSA)感染:万古霉素 30 mg/kg,q24 h,每日 2 次静脉给药,疗程 6 周。

(2)人工瓣膜 IE 的治疗方案有以下几点。①MSSA 感染:苯唑西林 8~12 g/24 h,分 4 次静脉给药,加利福平 900 mg/24 h,分 3 次静脉给药,疗程均为 6~8 周;再加庆大霉素 3 mg/kg,q24 h(最大剂量 240 mg/24 h),分 3 次静脉给药,疗程 2 周。②MRSA 及凝固酶阴性的葡萄球菌感染:万古霉素 30 mg/kg,q24 h,每日 2 次静脉给药,疗程 6 周;加利福平 300 mg/24 h,分 3 次静脉给药,再加庆大霉素 3 mg/kg,q24 h(最大剂量 240 mg/24h),分 3 次静脉给药,疗程均为 6~8 周。

3.肠球菌及青霉素耐药的链球菌感染性心内膜炎

与一般的链球菌不同,多数肠球菌对包括青霉素、头孢菌素、克林霉素和大环内酯类抗生素在内的许多抗生素耐药。甲氧嘧啶-磺胺异恶唑及新一代喹诺酮类抗生素的疗效也不确定。

(1)青霉素 MIC≤8 mg/L,庆大霉素 MIC<500 mg/L:青霉素 1600 万~2000 万 U/24 h,分 4~6次静脉给药,疗程 4 周;加庆大霉素 3 mg/kg,q24 h(最大剂量 240 mg/24 h),分 2 次静脉给药,疗程 4 周。

(2)青霉素过敏或青霉素/庆大霉素部分敏感的肠球菌感染:万古霉素 30 mg/kg,q24 h,每日 2 次静脉给药,加庆大霉素 3 mg/kg,q24 h,分 2 次静脉给药,疗程均 6 周。

(3)青霉素耐药菌株(MIC>8 mg/L)感染:万古霉素 30 mg/kg,q24 h,每日 2 次静脉给药,加庆大霉素 3 mg/kg,q24 h,分 2 次静脉给药,疗程均 6 周。

(4)万古霉素耐药或部分敏感菌株(MIC4~16 mg/L)或庆大霉素高度耐药菌株感染:需要寻求微生物学家的帮助,如果抗生素治疗失败,应及早考虑瓣膜置换。

4.革兰阴性菌感染性心内膜炎

约 10% 自体瓣膜 IE 和 15% 人工瓣膜 IE,尤其是瓣膜置换术后 1 年发生者多由革兰阴性菌感染所致。其中 HACEK 菌属最常见,包括嗜血杆菌、放线杆菌、心杆菌、埃肯菌和金氏杆菌。常用治疗方案为头孢曲松 2 g/24 h 静脉给药,每日 1 次,自体瓣膜 IE 疗程 4 周,人工瓣膜 IE 疗程 6 周。也可选用氨苄西林 12 g/24 h,分 3~4 次静脉给药,加庆大霉素 3 mg/kg,q24 h,分 2~3 次静脉给药。

5.立克次体感染性心内膜炎

立克次体感染性心内膜炎可导致发热,治疗选用多西环素(强力霉素)100 mg 静脉给药,每 12 h 一次,加利福平。为预防复发,多数患者需要进行瓣膜置换。由于立克次体寄生在细胞内,因此术后抗生素治疗还需要至少 1 年,甚至终身。

6.真菌感染性心内膜炎

近年来,真菌感染性心内膜炎有增加趋势,尤其是念珠菌属感染。由于单独使用抗真菌药物死亡率较高,而手术的死亡率下降,因此真菌感染性心内膜炎首选外科手术治疗。药物治疗可选用两性霉素 B 或其脂质体,1 mg/kg,每日 1 次,连续静脉滴注有助减少不良反应。

(四)外科手术治疗

手术指征包括以下几点。

(1)急性瓣膜功能不全造成血流动力学不稳定或充血性心力衰竭。

(2)有瓣周感染扩散的证据。

(3)正确使用抗生素治疗7～10天后,感染仍然持续。

(4)病原微生物对抗生素反应不佳,如真菌、立克次体、布鲁杆菌、里昂葡萄球菌、对庆大霉素高度耐药的肠球菌、革兰阴性菌等。

(5)使用抗生素治疗前或治疗后1周内,超声心动图探测到赘生物直径>10 mm,可以活动。

(6)正确使用抗生素治疗后,仍有栓塞事件复发。

(7)赘生物造成血流机械性梗阻。

(8)早期人工瓣膜IE。

九、预后

影响预后的因素不仅包括患者的自身情况及病原微生物的毒力,还与诊断和治疗是否正确、及时有关。总体而言,住院患者出院后的长期预后尚可(10年生存率81%),其中部分开始给予药物治疗的患者后期仍需要手术治疗。既往有IE病史的患者,再次感染的风险较高。人工瓣膜IE患者的长期预后较自体瓣膜IE患者差。

第二节 心肌炎

一、病毒性心肌炎

病毒性心肌炎是指由于病毒感染引起的心肌组织弥漫性或局灶性炎症病变,儿童和青少年多见。近年来,本病的发病率显著升高,是我国目前最常见的心肌炎。

(一)病因和发病机制

1.病因

很多病毒都可引起心肌炎,以肠道病毒包括柯萨奇A和B组病毒、埃可(ECHO)病毒、脊髓灰质炎病毒等常见,尤其是柯萨奇B组病毒,占30%～50%;此外,人类腺病毒、流感病毒、风疹病毒、单纯疱疹病毒、脑炎病毒及A、B、C型肝炎病毒等也能引起心肌炎。

2.发病机制

(1)主要为病毒直接作用,包括急性病毒感染和持续病毒感染对心肌的损害。

(2)病毒介导的免疫损伤,主要是T细胞免疫。

(3)病毒感染引起多种细胞因子、一氧化氮等介导的心肌损害和微血管损伤。

(二)病理

病变范围可弥漫或局限,大小不一。病变重者肉眼观见心肌松弛,呈灰色或黄色,心腔扩大。组织病理可见心肌细胞变性、溶解或坏死,心肌间质增生、水肿或充血,内有多量的炎症细胞浸润等。

(三)临床表现

病毒性心肌炎的表现取决于病变的广泛程度,轻重差异较大。

1.症状

(1)前驱症状:约半数于发病前1～3周出现上呼吸道或肠道感染症状,如发热、鼻塞、流涕、咳嗽或恶心、呕吐、腹泻等。

(2)心肌损害症状:胸痛、胸闷、心悸、乏力、头晕、水肿;重者出现心力衰竭、心源性休克。少数以晕厥、阿-斯综合征或猝死为首发症状。

2.体征

(1)心动过速,与发热程度不平行。

(2)心尖区第一心音低钝,可闻及舒张期奔马律或杂音。

(3)各种心律失常,特别是室性心律失常和房室传导阻滞。

(4)可出现心脏(主要是左心室)扩大。

(5)有心衰者可出现肺部湿啰音、颈静脉怒张、肝大等心力衰竭体征。

(四)辅助检查

1.血液检查

血清肌钙蛋白 I 或 T、心肌肌酸激酶同工酶(CK-MB)增高;C 反应蛋白增加;血沉可增快等。

2.心电图检查

可出现 ST-T 改变和各种心律失常,尤其是室性心律失常和房室传导阻滞等。

3.X 线胸部检查

心影大小正常或增大。

4.超声心动图检查

病情轻者可正常,病情严重者可有明显的左室收缩或舒张功能异常、节段性或弥漫性室壁运动异常、左室增大或附壁血栓等。

5.病原学检查

病原学检查包括从咽拭子或粪便或心肌组织标本中分离出病毒,血清中检测特异性抗病毒抗体滴定度,从心肌活检标本中用免疫荧光法找到特异抗原或在电镜下发现病毒颗粒及用聚合酶链反应从粪便、血清、心肌组织中检测病毒 RNA。

(五)诊断和鉴别诊断

1.诊断

诊断要点:①发病前1～3周有肠道或上呼吸道病毒感染史。②与发热程度不平行的心动过速。③有明确的心肌损害证据,如心脏扩大、心律失常、心力衰竭、血清心肌酶和肌钙蛋白增高、心电图改变等。④心内膜心肌活检呈阳性结果。

2.鉴别诊断

主要与其他原因引起的心肌炎和心肌损害、甲状腺功能亢进症、β-受体功能亢进症等鉴别。

(六)治疗

1.西医治疗

(1)一般治疗:①急性期(起病后 3 个月内)应卧床休息,直到症状消失,血清心肌肌钙蛋白、CK-MB、心电图恢复正常,方可逐渐增加活动量;若有心律失常,应延长卧床时间;心脏扩大或出现心力衰竭者应卧床休息半年。恢复期仍应适当限制活动3～6 个月。②进食高蛋白、高维生素、易消化食物。多食蔬菜、水果,戒烟酒。③多食粗纤维食物,保持大便通畅。

（2）抗病毒、调节免疫治疗：采用辅酶 Q、牛磺酸、黄芪等中西医结合治疗病毒性心肌炎亦具有一定疗效；干扰素也可应用。

（3）对症支持治疗：①对症治疗，主要是针对心律失常、心力衰竭。②对食欲较差者可适当补充能量合剂和营养心肌的药物。

（4）糖皮质激素：不主张早期应用糖皮质激素，但出现房室传导阻滞、难治性心力衰竭、重症患者或考虑有自身免疫的情况下可慎用。

2.中医学治疗

根据病毒性心肌炎的临床特征，其属于中医学"心痛""胸痹"范畴。中医学认为，本病多因时邪温毒从外而袭，导致肺卫不和，正邪相争，体质强壮者，则可御邪外达，若正气虚弱者，则邪毒可循肺朝百脉之径，由肺卫而入血脉。血脉为心所主，邪毒内舍于心，或耗其气血，或损其阴阳，或导致心脉淤阻而为病。本病初期，由于正气尚盛，故病情多以邪实为主，继而致气血阴阳亏虚，而邪毒犹存之象亦著，病情则常以虚实夹杂多见。

（七）预后和预防

1.预后

一般急性期定为 3 个月，3 个月后至 1 年为恢复期，1 年以上为慢性期。大多数病例能痊愈；部分病例在急性期可因严重心律失常、急性心衰或心源性休克而死亡；部分病例经数周或数月后病情稳定但可留有一定程度的心脏扩大、心功能减退、伴或不伴有心律失常或心电图异常，若超过 1 年则形成慢性心肌炎；部分病例最终演变为扩张型心肌病。

2.预防

主要是积极防治上呼吸道、肠道病毒感染。

二、细菌性心肌炎

（一）病因

1.布鲁菌病

布鲁菌病对心脏的影响主要表现为心内膜炎，其次是心肌炎，其心电图特征为 T 波改变及房室传导阻滞，值得注意的是，部分患者可出现暴发性心肌炎临床表现，病情较凶险，主要是由于细菌对淋巴细胞及多巨核细胞浸润所致。

2.梭菌感染

梭菌感染可对多脏器功能造成损害，尤其是心脏。其对心肌的损害主要是细菌毒素引起，病理学有特征性改变，表现为心肌组织中有气泡形成、心肌纤维化，但炎性浸润不易见到。梭菌感染可能引起心肌穿孔，化脓性心包炎导致心肌脓肿。

3.白喉性心肌炎

尽管自新中国成立后对白喉采取了积极预防和早期治疗，白喉性心肌炎的发病率显著下降，但白喉性心肌炎仍然是白喉最严重的并发症，约 1/4 的白喉患者并发心肌炎，也是引起死亡的最主要原因，约占死亡病例的一半以上。白喉性心肌炎并不是白喉杆菌侵及心肌所引起，而是由于其内毒素通过干预氨基酸从可溶性 RNA 转运到多肽链，从而抑制了蛋白质的合成，造成循环系统特别是心肌细胞和传导系统出现病理损害。

(二)病理学特征

外观可见心脏扩大、心肌收缩无力。显微镜下观察,心肌细胞脂肪浸润、间质炎症浸润、心肌细胞溶解、心肌透明变性是白喉性心肌炎的主要病理学改变,此种病变常见于第1周之末及第2周之初。在第2周可出现恢复性变化,包括成纤维细胞、肉芽组织及胶原组织的增生,瘢痕组织多在第3周形成。白喉内毒素不仅可以损害心肌纤维,而且可以损害心脏传导系统,引起变性、坏死及瘢痕形成。这些病变是造成传导系统功能障碍的病理基础。

(三)临床表现

典型的心脏异常表现出现在细菌感染后第1周,也会有心肌肥厚和严重充血性心力衰竭。临床体征表现为第一心音减弱、舒张期奔马律、肺淤血。血清转氨酶升高,其升高的水平与预后密切相关。多数患者心电图有 ST-T 改变、房性或室性心律失常及传导阻滞。多数患者预后良好,部分患者因严重而广泛性心肌损害常引起心输出量急剧下降,可突然出现循环衰竭、心源性休克甚至猝死,这部分患者在心电图上均有明显心肌损害证据,但白喉内毒素对周围小血管或血管舒缩中枢的损害也可能是造成休克的原因之一。

(四)治疗及预后

由于白喉内毒素对心肌的损伤是严重的,因此一定要尽快、尽早应用抗毒素,抗生素治疗效果不明显。急性心肌炎期患者必须绝对卧床休息,因极轻度的体力劳动即可能引起猝死,卧床休息应持续到心脏完全恢复正常时为止。充血性心力衰竭时可考虑用小剂量洋地黄,但其疗效不佳。急性心肌损害是白喉最严重的并发症,心肌损害病例的死亡率在儿童期为 $50\% \sim 100\%$,在成人期约为 25%。如心电图提示完全性房室传导阻滞或完全性束支阻滞或临床上出现休克或充血性心力衰竭征象,则预后极其恶劣。完全性房室传导阻滞或束支传导阻滞患者 90% 均在急性期内死亡,即使安装了永久起搏器,死亡率仍然很高;在急性期幸免于死亡的传导阻滞病例可恢复健康,但也可能演变为慢性心脏传导阻滞。

三、立克次体性心肌炎

立克次体疾病,特别是斑疹伤寒,常常与心肌的病变密切相关,其基本的组织病理学特征是心肌的病变,尤以心肌周围血管床的炎症反应最为显著,常形成心内膜下间质性小结节,也可同时伴发血管内膜炎,引起血栓形成及微小心肌梗死灶。

Q 热为立克次体感染引起,心脏反应主要表现为心内膜炎而非心肌炎,临床常有呼吸困难、胸痛等症状,可能是反应性心包炎所致。心电图表现为一过性 ST-T 改变或发作性室性心律失常。该病的免疫学发病机制相对较复杂。

落基山斑疹热由立氏立克次体引起,由蜱传播,流行于美国及南美洲,表现为持续高热,肌肉及关节疼痛和出血性皮疹。该病可导致多脏器血管炎,尤其是心肌炎的发生率最高,主要表现为左心室功能的异常,超声心动图显示部分患者左心室功能持续异常。

恙虫病又名丛林斑疹伤寒,由恙虫感染引起。心肌炎最易出现,尤其是重症患者。病理组织学发现,小血管灶性血管炎明显,心肌坏死很少见。临床表现相对较轻,无明显心肌损伤特点,心电图表现为非特异性 ST-T 改变和Ⅰ度房室传导阻滞。心前区可听到舒张早期奔马律及收缩期杂音提示有二尖瓣的反流。

曾有文献报道1例斑疹伤寒患者,其死前心电图示右束支传导阻滞,尸体解剖发现坏死性小动脉炎和小动脉血栓形成,引起多发性小心肌梗死灶。临床所见到的心电图上示心肌病变的斑疹伤寒患者,在斑疹伤寒痊愈后,心电图改变均完全消失,因此,斑疹伤寒并不引起慢性心脏病。

该类患者心脏病变多系暂时性,原发病痊愈后,心脏也大多恢复正常。治疗方面着重原发病的积极治疗,卧床休息;除病毒性心肌炎外,可考虑肾上腺皮质激素的应用。

第三节　肺动脉高压

肺动脉高压实际上是由多种原因,包括基因突变、药物、免疫性疾病、分流性心脏畸形、病毒感染等侵犯小肺动脉,引发小肺动脉发生闭塞性重构,导致肺血管阻力增加,进而右心室肥厚扩张的一类恶性心脏血管疾病。患者早期诊断困难,治疗棘手,预后恶劣,症状出现后多因难以控制的右心衰竭死亡。

这一类疾病因病因谱广、预后差而成为日益突出的公共卫生保健的沉重负担。它不仅在西方发达国家备受重视,在我国等发展中国家也逐渐成为心血管疾病防治的重要任务。因此,心血管专科高级医师应该熟练掌握肺动脉高压临床特点、诊治规范,特别是右心室衰竭处理与左心衰竭的不同特点。

根据英国、美国及我国有关肺动脉高压专家共识等指南性文件,建议临床医师首诊发现肺血管疾病患者,应该及时转往相应专科医师处进行专科评估和靶向治疗,以免耽误最佳治疗时机。另外,国内外经验表明,培训专科医师,建立专业准入制度及相应区域性专科诊疗中心是提高肺血管疾病诊治水平的重要途径。

一、概念和分类

(一)历史回顾

1973年,世界卫生组织(WHO)在日内瓦召开了第1次世界肺高血压会议,会议初步把肺高血压分为原发性肺高血压(PPH)和继发性肺高血压两大类。1998年,在法国Evian举行的第2次WHO肺高压专题会议首次将肺动脉高压与肺静脉高压、血栓栓塞性肺高压区分开;并将直接影响肺动脉及其分支的肺动脉高压(PAH)与其他类型肺高血压严格区分;还将应用多年的原发性肺高血压分为散发性和家族性两大类。2003年,在威尼斯举行的第3次WHO会议正式取消了原发性肺高血压这一术语,并使用特发性肺动脉高压(IPAH)和家族性肺动脉高压(FPAH)而代之,特发性肺动脉高压和家族性肺动脉高压并列为肺动脉高压的亚类。

国内有专家建议使用"动脉型肺动脉高压"和"静脉型肺动脉高压"等概念。但肺静脉高压初期并不伴随肺动脉高压,如患者没有得到及时治疗,或导致肺静脉高压原因没有及时消除,才会逐渐伴随出现肺动脉高压。这一点在第4次世界卫生组织肺动脉高压会议上明确已提出,并称其为"孤立的肺静脉高压",属于肺高血压。所以,目前国际上多数专家还是倾向于把孤立的肺动脉高压和肺高血压严格进行区分来进行定义。

目前,关于2018年2月第6次世界肺高血压学术会议上术语的最新进展,还有几点必须强调:①"家族性肺动脉高压"已经更改为"遗传性家族型肺动脉高压",而有骨形成蛋白2型受体

（Bmpr2）基因突变的特发性肺动脉高压患者，目前建议诊断为"遗传性散发型肺动脉高压"；②小孔房间隔缺损等左向右分流性先天性心脏病合并重度肺动脉高压患者，目前建议诊断为"类特发性肺动脉高压综合征"。

（二）肺高血压和肺动脉高压

肺高血压是指肺内循环系统发生高血压，整个肺循环，任何系统或者局部病变而引起的肺循环血压增高均可称为肺高血压（简称肺高压）。

肺动脉高压（PAH）是指孤立的肺动脉血压增高，肺静脉压力应正常，同时肺毛细血管嵌顿压正常。

特发性肺动脉高压（IPAH）是肺动脉高压的一种，指没有发现任何原因，包括遗传、病毒、药物而发生的肺动脉高压。研究发现26%的特发性肺动脉高压患者合并BMPR2突变，但目前认为合并基因突变应诊断为"遗传性散发型肺动脉高压"。

肺高血压的诊断标准：在海平面状态下，静息时，右心导管检查肺动脉收缩压＞30 mmHg（1 mmHg＝0.133 kPa）和（或）肺动脉平均压＞25 mmHg，或者运动时肺动脉平均压＞30 mmHg。而诊断肺动脉高压的标准，除了上述肺高压标准之外，尚需肺毛细血管嵌顿压（PCWP）≤15 mmHg，肺血管阻力＞3。

（三）威尼斯会议肺高血压临床分类

尽管2008年2月第4次世界肺高血压会议重新对肺高血压进行了分类，但个别问题还存在争议，因此，本教材仍采用威尼斯第3次世界卫生组织肺动脉高压专题会议制定的肺高血压诊断分类标准。

二、流行病学

（一）流行病学资料

由于特发性肺动脉高压发病率较低，而其他类型肺动脉高压诊断分类十分复杂，加之早期临床症状隐匿，不易发现，而且确诊依赖右心导管检查，因此普通人群流行病学方面资料较少。

特发性肺动脉高压可发生于任何年龄，但平均诊断年龄为36岁，男性确诊时年龄略高于女性。我国特发性和家族性肺动脉高压注册登记研究表明，女性发病率高于男性，女男比例约为2.4∶1，与国外报道的（1.7～3.5）∶1相似，儿童特发性肺动脉高压性别比女性∶男性为1.8∶1，目前研究未发现特发性肺动脉高压的发病率存在种族差异。

根据2010年公布的美国国立卫生研究院（NIH）注册登记研究结果，人群中原发性肺高血压（PPH）年发病率为1/100万～2/100万。2015年法国研究表明法国成年人群中肺动脉高压年发病率和患病率分别为2.4/100万和15.01/100万。

虽然普通人群肺动脉高压发病率较低，但服用食欲抑制药人群中年发病率可达到25/100万～50/100万。而尸检研究得到的患病率更高达1300/100万。

儿童肺动脉高压发病率同样很低。中国肺动脉高压注册登记研究初步结果表明，儿童肺动脉高压患者中特发性、家族性及结缔组织病、先天性心脏病相关性肺动脉高压所占比例分别为31%、3%、8%、59%。

（二）危险因素

肺动脉高压的危险因素是指在肺动脉高压发展过程中可能起促进作用的任何因素，包括药物、疾病、年龄及性别等。

三、分子生物学

(一)基因突变

2000年,Dresdale首次报道了1例家族性肺动脉高压家系,提示某些肺动脉高压可能与基因突变有关。1997年发现染色体2q31-32有一个与家族性肺动脉高压有关的标记,2016年明确该区域中编码骨形成蛋白2型受体($Bmpr2$)基因突变是肺动脉高压重要的遗传学机制。最近发现,ALK1/Endoglin基因突变与遗传性出血性毛细血管扩张症合并特发性肺动脉高压的发病有关,可引起内皮细胞增殖(血管新生)和肺动脉平滑肌细胞增生,引起肺动脉高压特征性病理改变。各种类型肺动脉高压可能均有遗传因素参与。

(二)钾通道

缺氧可抑制小肺动脉平滑肌细胞的电压门控钾通道(Kv),导致钙通道开放增加,从而引起缺氧性肺血管收缩反应及血管重构。研究表明,肺动脉高压以肺动脉平滑肌细胞的K15表达下调为主,慢性缺氧性肺高压则K15的表达均下调;食欲抑制药如芬氟拉明、阿米雷司则可直接抑制K15和K21;二氯乙酸甲酯(DCA)和西地那非可增加钾通道的表达及活性。因此,钾通道功能异常在肺动脉高压发病机制中起重要作用。

(三)增殖和凋亡

小肺动脉重构与内皮细胞过度增殖及凋亡抵抗有关。目前认为缺氧、机械剪切力、炎症、某些药物或毒物及遗传易患性均可导致内皮细胞的异常增生。病理学研究发现,丛样病变是由异常增殖的内皮细胞和成纤维细胞构成的通道。而特发性肺动脉高压丛样病变为单克隆起源内皮细胞构成,与生长抑制基因如转化生长因子β(TGF-β)2型受体和凋亡相关基因Bax缺陷有关。另外,特发性肺动脉高压及先心病相关性肺动脉高压丛样病变中还存在内皮细胞凋亡抵抗,导致不可逆性小肺动脉重构。

(四)5-羟色胺转运系统

肺动脉高压患者血液中5-羟色胺(5-HT)水平升高,而最主要储存库—血小板中的含量却是下降的。多种类型肺动脉高压患者血浆中5-HT水平升高,即使肺移植或前列环素治疗也不能纠正;食欲抑制药阿米雷司、芬氟拉明与5-HT载体相互作用促使血小板释放5-HT,并抑制其再摄取,导致血浆5-HT水平升高,因此也是一种钾通道拮抗药。临床及动物实验均证实,肺动脉平滑肌细胞中5-HT载体的表达和(或)活性升高均可引起小肺动脉重构。

(五)炎症机制

部分系统性红斑狼疮合并肺动脉高压患者经免疫抑制药治疗后病情明显改善,某些肺动脉高压患者体内可检测到循环自身抗体如抗核抗体及炎性细胞因子如IL-1和IL-6表达升高,肺组织学检查发现巨噬细胞和淋巴细胞炎性浸润,趋化因子RANTSE和fractalkine表达增加,提示炎症机制在肺动脉重构机制中起重要作用。

四、病理

肺动脉高压患者各级肺动脉均可发生结构重建,且严重程度和患者预后有一定相关性。肌型和弹性肺动脉、微细肺动脉的主要病理改变是中膜肥厚、弹性肺动脉扩张及内膜粥样硬化。各级肺小叶前或小叶内肺动脉主要表现为狭窄型动脉病变和复合型动脉病变：狭窄型病变包括肺动脉中膜平滑肌肥厚、内膜及外膜增厚；复合病变则包括丛样病变、扩张性病变和动脉炎性病变。对临床表现复杂、诊断困难的肺动脉高压患者，尽量争取行肺动脉病理解剖学检查。

五、血流动力学

(一)正常肺循环血流动力学特点

正常肺循环是一个低压、低阻、顺应性高的血液循环系统。肺血管床横截面积较大，因而阻力和压力均较低。肺血管壁薄，与气道解剖关系毗邻，因此，肺血流动力学易受气道、纵隔及左、右心室压力变化的影响。与临床关系密切的肺血流动力学参数有肺动脉压、肺毛细血管楔压、肺血管阻力和右心输出量（或肺血流量）等。正常值范围：肺动脉收缩压正常值为 $1.7\sim3.5$ kPa（$13\sim26$ mmHg），舒张压为 $0.8\sim2.1$ kPa（$6\sim16$ mmHg），肺动脉压随年龄增长略有升高。肺毛细血管楔压通过导管直接嵌顿在小肺动脉远端测量获得，正常值为 $1.1\sim1.5$ kPa（$8\sim12$ mmHg），临床上常用肺毛细血管楔压代替左心房压力。

心输出量：正常情况下左心输出量略高于右心，主要是由于 $1\%\sim2\%$ 支气管静脉血直接回流到肺静脉所致。目前临床上常用的计算右心输出量的方法有两种：热稀释法和 Fick 法。右心输出量的正常值为 $4.4\sim8.4$ L/min。

(二)肺动脉高压血流动力学特点

肺动脉高压血流动力学特征是肺动脉压力和肺血管阻力进行性升高，右心输出量逐渐下降，最终导致右心室扩张、肥厚进而功能衰竭。

肺动脉高压无症状期为安静状态下肺动脉压正常，活动后明显升高，但是心输出量基本正常；有症状期为安静状态下肺动脉压、肺血管阻力升高，心输出量下降是症状出现的主要原因，此期可出现右心室扩张和肥厚；恶化期为肺阻力进一步升高，心输出量继续下降，导致肺动脉压力也开始下降，此期肺循环血流动力学改变超过右心室代偿范围，发生右心衰竭。

(三)不同类型肺高血压血流动力学特点

1.肺动脉压

安静状态下肺动脉平均压>3.3 kPa（25 mmHg）即可定义为肺高血压。根据诊断分类不同，肺动脉高压的升高可以分为被动性（如肺静脉压力升高）、运动相关性（心输出量增加所致）和肺血管阻力增加性（肺循环自身病变）。

2.毛细血管后性肺高压

毛细血管后性肺高压又称肺静脉高压，肺毛细血管楔压$\geqslant2.0$ kPa（15 mmHg），跨肺压差（TPG）正常；毛细血管前性肺高压，又称肺动脉高压，肺毛细血管楔压<2.0 kPa（15 mmHg），跨肺压差因肺血管阻力或心输出量增加而升高。

3.肺静脉回流受阻

如左心室功能不全和二尖瓣疾病可被动引起肺动脉压升高。一些少见的疾病如肺血管中层纤维化和肺静脉闭塞性疾病，也可直接引起肺静脉回流受阻导致肺高压。

4.肺血流增多

肺血流增多也可引起肺动脉压升高，如存在先天性左向右分流性心脏疾病。当肺血流明显增加和肺血管扩张能力达到最大时，肺血流略微增加就可导致肺动脉压明显升高。

5.肺血管阻力增加

肺血管阻力增加主要与小肺动脉重构、血管收缩和原位血栓形成有关。根据影响因素不同将肺血管阻力分为两种类型:固定型和(或)可逆型。固定型成分与肺动脉阻塞、闭塞及重构有关;可逆型成分与肺血管张力变化有关,肺血管张力与肺血管内皮、血管平滑肌细胞、细胞外基质、循环血细胞和血液成分相互作用有关。肺动脉高压时肺血管阻力>3。肺血管阻力增加往往与远端小肺动脉或近端肺动脉面积明显减少有关。

六、临床表现

(一)症状

肺动脉高压早期无明显症状,往往病情发展至心功能失代偿才引发症状。我国注册登记研究结果表明,患者首发症状至确诊时间为(26.4 ± 27.6)个月。首发就诊症状是活动后气短,发生率高达98.6%。其后依次为胸痛、晕厥、咯血、心悸、下肢水肿及胸闷,发生率分别为29.2%、26.4%、20.8%、9.7%、4.2%和2.8%。

(二)既往史

采集病史时应注意询问:减肥药服用史,习惯性流产史,鼻出血,慢性支气管炎,HIV感染史,肝病,贫血,甲状腺疾病,打鼾史及深静脉血栓史等。上述病史可以提示一些病因诊断,对患者进行准确的诊断分类有重要价值。例如,鼻出血需要考虑患者是否合并遗传性出血性毛细血管扩张症。

(三)体格检查

肺动脉高压的体征没有特异性,P2亢进最为常见,发生率为88.9%。其他常见体征有三尖瓣收缩期杂音;右心功能不全时可出现颈静脉充盈或怒张,下肢水肿;先天性心脏病合并肺动脉高压可出现发绀,杵状指(趾)等。另外还需对背部仔细听诊,如发现血管杂音应考虑肺动静脉畸形可能。

(四)WHO肺动脉高压功能评级

第二次世界卫生组织肺高压专题会议就已提出肺动脉高压患者的心功能分级标准,即WHO功能分级。该分级与NYHA心功能分级的差别在于增加了晕厥的分级指标。功能分级不但是治疗策略的依据,也是判断患者预后的重要资料。

七、辅助检查

(一)心电图检查

肺动脉高压患者的心电图表现缺乏特异性,电轴右偏、1导联出现S波、右心室高电压及右胸前导联可出现ST-T波改变,有助于提示肺动脉高压。

(二)胸部X线检查

肺动脉高压患者胸部X线检查征象可能有肺动脉段凸出及右下肺动脉扩张,伴外周肺血管稀疏——"截断现象",右心房和右心室扩大。

(三)超声心动图检查

超声心动图是肺动脉高压疑诊患者最主要的无创检查手段。超声心动图检查的右心房大小、左心室舒张末期内径及心包积液等是评估病情严重程度、评价疗效和估计预后的重要参数,还可发现心内畸形、大血管畸形及左心病变,在肺动脉高压病因诊断中具有重要价值。但由于超声心动图检查易受操作者的经验、仪器型号等因素影响,并且不能准确测量肺动脉平均压、肺毛细血管楔压及心输出量等参数,因此不能用于确诊肺动脉高压。

(四)肺功能检查

特发性肺动脉高压、先天性心脏病相关性肺动脉高压和结缔组织病相关性肺动脉高压均存在不同程度的外周气道通气功能障碍和弥散功能障碍。其中结缔组织病相关性肺动脉高压患者的一氧化碳弥散量(DLCO)下降最为明显。

(五)睡眠监测

睡眠监测为常规检查方法之一,大约 15% 的睡眠呼吸障碍患者可发生肺高压。

(六)胸部 CT、肺灌注扫描

胸部 CT、肺灌注扫描是诊断肺栓塞,肺血管畸形等肺血管疾病重要的无创检查手段。高分辨率胸部 CT 也是鉴别特发性肺动脉高压和肺静脉闭塞病的重要方法。

(七)心脏 MRI 检查

心脏 MRI 可以测量右心室舒张末期容积、右心室壁厚度、右心室射血分数等参数,是评价右心功能的重要检查手段。

(八)右心导管检查

右心导管检查是诊断肺动脉高压唯一的金标准,也是指导确定科学治疗方案必不可少的手段。对病情稳定、WHO 肺动脉高压功能分级Ⅰ～Ⅲ级、没有明确禁忌证的患者均应积极开展标准的右心导管检查。右心导管检查时测定的项目包括心率、右心房压、右心室压、肺动脉压(收缩压、舒张压和平均压)、肺毛细血管楔压、心输出量、体循环血压、肺血管阻力和体循环阻力及导管径路各部位的血氧饱和度等。

(九)急性肺血管扩张试验

部分肺动脉高压尤其是特发性肺动脉高压的发病机制可能与肺血管痉挛有关,急性肺血管扩张试验是筛选这些患者的有效手段。国内急性肺血管扩张试验常选择腺苷或伊洛前列素。急性肺血管扩张试验阳性标准为:肺动脉平均压下降到 5.3 kPa(40 mmHg)之下,且下降幅度超过 1.3 kPa(10 mmHg),心输出量增加或至少不变。必须同时满足此 3 项标准,才可将患者诊断为试验结果阳性。初次检查阳性的患者服用足量的钙通道阻滞药治疗 12 个月时应及时随访,如果患者心功能稳定在Ⅰ～Ⅱ级,而肺动脉平均压基本或接近正常,则认为该患者符合钙通道阻滞剂长期敏感者的诊断标准。

(十)肺动脉造影

肺动脉造影是诊断肺栓塞、肺血管炎、肺血管肿瘤的金标准,在肺动脉高压诊断分类中具有重要价值。肺动脉造影显示的肺血管末端血液充盈状况对于判断患者肺动脉高压是否有小动脉闭塞具有重要临床实用价值。需要注意,肺动脉造影并非肺动脉高压常规检查项目。血流动力学不稳定,肺动脉高压患者进行肺动脉造影可能导致右心衰竭加重,甚至猝死。

(十一)6 min 步行距离试验

肺动脉高压患者首次入院后常规进行 6 min 步行距离试验。6 min 步行距离试验是评价患者活动耐量的客观指标,也是评价疗效的关键方法。另外首次住院的 6 min 步行距离试验结果与预后有明显相关性。

八、诊断及鉴别诊断

根据肺高血压最新诊断分类标准,肺高血压共分为五大类,21亚类,30余小类,因此,只有遵循规范的诊断流程才能对肺高血压患者进行准确的诊断分类。

肺动脉高压的诊断和鉴别诊断要点:①首先提高肺动脉高压的诊断意识,尽量早期诊断,缩短确诊时间;②判断是否存在肺动脉高压的危险因素;③完善常规实验室检查,对肺动脉高压进行详细分类诊断;④右心导管检查及急性血管扩张试验确诊;⑤对患者心肺功能进行评估,确定治疗策略。

九、治疗

肺动脉高压的治疗大体分为3个不同阶段:第1个阶段通常称为"传统治疗时代",也叫作"零靶向治疗时代"。第2个阶段称为"不充分靶向治疗时代"。第3个治疗时代称为"多元化时代"。

传统治疗时代指1992年以前。这个阶段的治疗实际上是针对肺动脉痉挛,右心衰竭和肺血管原位血栓形成。药物有钙通道阻滞药(CCBs)、地高辛和利尿药、华法林。

1992年起,随着依前列醇(Epoprostenol,商品名:FLOLAN)进入临床,肺动脉高压患者的预后发生了革命性改变。一直到1999年波生坦(Bosentan,商品名:全可利)的出现,这期间依前列醇是唯一靶向治疗肺动脉高压药物,因此称为不充分靶向治疗时代,也有专家称为"FLOLAN时代"。

1999年以后,波生坦、曲前列环素、西地那非等药物逐渐进入临床,使各类肺动脉高压患者预后得到更好的改善,球囊扩张等介入治疗方法使慢性血栓栓塞性肺高压患者多了治疗的选择。药物治疗无效的危重患者可以选择房间隔打孔技术或者肺移植技术也成为全球性的专家共识,因此,这个阶段称为"多元化新时代"。下面将着重强调治疗中几个重要部分。

(一)传统治疗

首先,除了合并房性心动过速,心房颤动等快速性心律失常,地高辛被推荐仅能应用于心输出量和心脏指数小于正常值的患者。利尿药应谨慎使用,短期改善患者症状之后,即应减量并逐渐停用,因右心室充盈压对于维持足够心输出量非常关键。华法林应用之前需评估患者有无禁忌证。如无禁忌,则部分凝血酶原活动度的国际标准比值(INR)应该控制在1.5~2.5,主要是对抗肺血管原位血栓形成和发展。

其次,需要着重强调急性肺血管反应试验结果是患者能否服用CCBs的唯一根据,因为试验阳性往往提示大量小肺动脉痉挛。而试验阴性,则提示血管重塑而闭塞是主要病理基础,此时使用CCBs则有可能导致体循环血压下降、矛盾性肺动脉压力升高、心力衰竭加重、诱发肺水肿等危险。

服用CCBs之后的1年随访结果又是患者是否为CCBs长期敏感者的唯一证据,只有CCBs长期敏感者才能长期服用CCBs并能显著获益。服用CCBs之前应该根据24 h动态心电图的结果评估患者的基础心率,基础心率较慢的患者选择二氢吡啶类;基础心率较快的患者则选择地尔硫卓。

原则上对于各类肺动脉高压患者,禁忌使用血管紧张素转换酶抑制药,血管紧张素Ⅱ受体拮抗药和硝酸酯类等血管扩张药。

(二)靶向治疗

对急性肺血管扩张试验结果阴性,病情稳定的肺动脉高压患者,建议采用前列环素类药物、内皮素受体拮抗药、5型磷酸二酯酶抑制药等新型血管扩张药进行靶向治疗或联合治疗。

目前,国内可以使用的靶向治疗药物有波生坦、西地那非和万他维等。

1.内皮素受体拮抗药

波生坦是非选择性内皮素受体拮抗药,是临床应用时间最长的口服靶向治疗药物,也是除了 FLOLAN 之外,目前唯一有 5 年生存率随访结果的治疗方法。目前国外大量的研究报道已经证实,该药物可以明确治疗特发性肺动脉高压、结缔组织病相关肺动脉高压、先心病相关肺动脉高压、艾滋病毒感染相关肺动脉高压、慢性血栓栓塞性肺动脉高压、儿童肺动脉高压、右心衰竭早期心功能 II 级的肺动脉高压患者。该药可改善患者的临床症状和血流动力学指标,提高运动耐量,改善生活质量和生存率,推迟到达临床恶化时间。国内研究也初步证实,波生坦可以安全有效治疗肺动脉高压患者。

目前推荐用法是初始剂量 62.5 mg,2 次/天,4 周,后续 125 mg,2 次/天,维持治疗。如无禁忌,是治疗心功能II级、III级肺动脉高压患者的首选治疗。注意事项:①如患者是儿童,或体重＜40 kg,则用药剂量需要根据体重而调整为半量。如是体重＜20 kg 的婴幼儿患者,则建议剂量为1/4量;②由于具有潜在肝脏酶学指标升高作用。建议治疗期间监测肝功能,至少每月 1 次。如转氨酶增高小于等于正常值 3 倍,可以继续用药观察;小于正常值 3～5 倍,可以减半剂量继续使用或暂停用药,每 2 周监测一次肝功能.待转氨酶恢复正常后再次使用;小于正常值 5～8 倍,暂停用药,每 2 周监测一次肝功能,待转氨酶恢复正常后可考虑再次用药;小于正常值 8 倍以上时需要停止使用,不再考虑重新用药。转氨酶恢复正常后再次使用波生坦,大多数患者肝功能会保持正常。

波生坦和环孢素 A 有配伍禁忌,不推荐和格列苯脲、氟康唑合用。

目前,欧洲和美国分别有西他生坦和安贝生坦等选择性内皮素受体 A 拮抗药上市,也可以有效治疗肺动脉高压,但是长期预后资料尚需时日完善。

2.5 型磷酸二酯酶抑制药

西地那非已被美国食品与药品管理局(FDA)批准用于肺动脉高压治疗,在国外上市的商品名为"Revatio"。目前该药治疗患者的 2 年生存率已经在 2015 年美国胸科年会上公布,与传统治疗对比,确实明显延长了患者的生存时间。是值得推荐治疗肺动脉高压的重要方法。我国虽然还未批准治疗肺动脉高压的适应证,但是目前国内已有大量患者在接受或自发购买相同成分的"万艾可"用于治疗肺动脉高压,使用方法很不规范,甚至错误。因此,亟待强调该药物正确的临床使用方法。

根据 SUPER 研究结果及国内外专家共识,西地那非被推荐的标准剂量是 20 mg,3 次/天,且增加剂量不能增加疗效,却增加不良反应发生率。

使用西地那非需要注意以下不良反应:腹泻、视觉障碍、肌肉疼痛、儿童发育增快及头痛和潮红。

同类药物伐地那非虽然在国内外都没有适应证,但随机双盲安慰剂对照多中心临床试验正在进行,且前期开放对照研究也在 2015 年美国胸科年会公布,初步证明可以安全有效治疗肺动脉高压患者。因该药服用方便,每次 5 mg,2 次/天即可,价格相对低廉,因此,对于我国经济情况相对较差的患者,是可以考虑尝试的方法。其不良反应与西地那非类似。

3.前列环素及结构类似物

我国目前唯一上市药物是伊洛前列素(Iloprost,商品名:万他维),短期内吸入伊洛前列素可降低肺动脉压力和肺血管阻力,提高运动耐量,改善生活质量。但伊洛前列素是否可长期单独应用治疗肺动脉高压目前还没有很好的研究来证实。目前,大多数有经验的专家建议,对于心功能较差的患者可短期应用,病情缓解之后应及时替换为口服制剂如 5 型磷酸二酯酶抑制药或内皮素受体拮抗药波生坦。另外,对于急诊室或者重症监护病房及手术中遇到肺动脉高压危象,或者急性和(或)重度右心衰竭患者,伊洛前列素吸入或者静脉泵入是非常重要的治疗选择。

需要强调:前列腺素 E_1(即前列地尔)与前列环素不同,不建议用于肺动脉高压的治疗。

曲前列环素在欧美上市多年,可以经皮下注射、静脉注射和吸入途径等多种方法给药,方便、安全、有效。在治疗肺动脉高压药物中是目前公认最好的前列环素类药物。有望近期进入国内临床应用。

4.治疗目标

对于肺动脉高压这类恶性疾病,国内外专家倾向于"以目标为导向的靶向治疗",即治疗之前,先预设治疗目标,随后给予靶向治疗方案。3 个月为 1 个周期,检查患者是否达到治疗目标,如达到,继续治疗。如没有达到目标,更换方案或者联合治疗。

一般来说,预先设定的治疗目标是下列生理指标至少 50% 改善,而其他指标没有恶化:如 6 min 步行距离、WHO 功能分级、Borg 呼吸困难指数、动脉氧饱和度、左心室舒张末内径、右心室内径、肺功能、平均肺动脉压、肺血管阻力、心排血指数、右心室射血分数、右心房平均压、右心室舒张末压和临床恶化事件等。

(三)联合治疗方案

1.靶向联合方案

如果患者经单药治疗,没有达到预先设定的治疗目标或者病情仍进行性加重,建议采用联合治疗。目前尚无公认最佳联合治疗方案。根据专家经验,波生坦+西地那非或波生坦+伐地那非可能疗效最佳。

一般情况下,根据患者的经济状况可以首选波生坦、西地那非或伐地那非来启动治疗。3 个月后评估,如达标,则继续治疗,如没有达标,则联合治疗。国内联合治疗,磷酸二酯酶(PDE)抑制药一般不变动剂量,而波生坦先用每次 62.5 mg,2 次/天。如再次评估达标,继续治疗,如没有达标,则波生坦可以增加剂量至每次 125 mg,2 次/天。如仍未达标,可以考虑适当增加伊洛前列素,或者曲前列素。再不达标或继续恶化,考虑静脉使用伊洛前列环素,择机进行肺移植或房间隔打孔。

2.靶向治疗之外的综合治疗

他汀类药物:初步研究,证实可以加用,可对抗肺动脉内皮的损伤,但需要进一步研究。

(四)介入治疗

对于肺血管炎或者血栓栓塞而导致的肺血管局部狭窄相关的肺动脉高压,可以考虑介入治疗。球囊扩张和支架置入可以明显改善患者的肺血液灌注,从而改善通气血流比值,提高动脉血氧饱和度,降低肺动脉阻力。其进一步机制有待于阐明。

(五)肺移植

药物治疗无效的肺动脉高压患者,可以考虑单侧、双侧或者部分肺叶肺移植。国外经验表明可有效纠正右心衰竭。国内经验有限。

(六)其他新技术

血管活性肠肽、弹性蛋白酶抑制药等都是初步证实有效的靶向治疗药物;而基因治疗,细胞移植治疗肺动脉高压的研究报道也初步显示其希望。同步起搏技术研究初步显示也可有效改善肺动脉高压患者的右心功能。但上述方法尚未成熟,仍在研究阶段,目前尚不能临床应用。

第四节　稳定型心绞痛

一、概述

心绞痛是由于短暂的心肌缺血引起的以胸痛为主要特征的临床综合征,可伴有心律失常、心功能不全,是冠心病最常见的临床表现。特征性表现为发作性胸痛,呈压榨性或窒息样,一般位于胸骨后或心前区,可放射至左上肢尺侧面,右臂、两臂的外侧面或颈与下颌部,休息或舌下含服硝酸甘油后数分钟可缓解。心肌缺血也可表现为胸闷、心悸、腹痛、牙痛甚至头痛等不典型症状。

心绞痛的分型目前已比较统一,以世界卫生组织(WHO)的心绞痛分型为基准,如下:

1.劳力性心绞痛:由运动或其他心肌需氧量增加的情况所诱发的心绞痛。包括 3 种类型:①稳定型劳力性心绞痛,1 个月以上心绞痛的发作频率、持续时间、诱发胸痛的劳力程度,以及含服硝酸酯类药物后症状缓解的时间保持稳定;②初发型劳力性心绞痛,1 个月内初发的劳力性心绞痛;③恶化型劳力性心绞痛,一段时间内心绞痛的发作频率增加,症状持续时间延长,含服硝酸甘油后症状缓解所需时间延长或需要更多的药物,或诱发症状的活动量降低。

2.自发性心绞痛:是由于心肌的供氧量减少所诱发的心绞痛,与劳力性心绞痛相比,疼痛持续时间一般较长,程度较重,且不易为硝酸甘油所缓解。包括 4 种类型:①卧位型心绞痛,指患者在卧位、安静状态下引发的心绞痛;②变异型心绞痛,临床表现与卧位型心绞痛相似,但发作时心电图示相关导联 ST 段抬高,与之相对应的导联则 ST 段压低;③中间综合征,亦称冠状动脉功能不全,指心肌缺血引起的心绞痛发作历时较长,达 30 min 到 1 h 以上,发作常在休息时或睡眠中发生,但心电图、放射性核素和血清学检查无心肌坏死的表现。其性质介于心绞痛与心肌梗死之间,常是心肌梗死的前奏;④梗死后心绞痛,指急性心肌梗死(AMI)发生后 1 个月内出现的心绞痛。除已梗死的心肌发生坏死外,一部分尚未坏死的心肌处于严重缺血状态下所致,易发生心肌梗死区扩展或在近期内再发心肌梗死。

3.混合性心绞痛:劳力性和自发性心绞痛同时并存。该分型除了稳定型劳力性心绞痛外,其余均为不稳定型心绞痛,此广义不稳定型心绞痛除了变异型心绞痛即为 Braunwald 分型的不稳定型心绞痛。

一般临床上所指的稳定型心绞痛即指稳定型劳力性心绞痛,其心脏供需不平衡是可逆的。常见病因有冠状动脉粥样硬化、主动脉瓣狭窄或关闭不全、肥厚型心肌病、梅毒性主动脉炎、风湿性冠状动脉炎、心肌桥、先天性冠状动脉畸形等。

二、发病机制和病理生理

心肌收缩力、心肌张力和心率决定着心肌的耗氧量,常用"心率×收缩压"来估计心肌的耗氧量。正常情况下,冠状动脉循环具有强大的储备能力,在剧烈体力活动时,冠状动脉扩张,血流量可增加到休息时的 6～7 倍,缺氧时能使血流量增加 4～5 倍;冠状动脉狭窄时,血流量减少,一般尚可满足休息时的心肌供氧。一旦心脏负荷突然增加,如劳力、激动、左心衰竭等,使心肌收缩力增加和心率增快等致心肌耗氧量增加时,心肌对血液的需求增加,超过了心肌的供氧量时即可发生心绞痛。冠状动脉发生痉挛或因暂时性血小板聚集、一过性血栓形成等，使冠状动脉血流量减少；突然发生循环血流量减少如休克、极度心动过速等冠状动脉血流灌注量骤降，心肌血液供需不平衡，心肌血液供给不足，引起心绞痛。严重贫血的患者，在心肌供血量虽未减少的情况下，可因血液携氧量不足而引起心绞痛。慢性稳定型心绞痛的主要发生机制是在冠状动脉狭窄而供血固定性减少的情况下发生心肌耗氧量的增加。

在缺氧状态下，糖酵解增强，ATP明显减少，乳酸在短期内骤增，细胞内钙离子浓度降低使心肌收缩功能受损。缺氧也使心肌松弛能力受损，可能与细胞膜上钠-钙离子交换系统的功能障碍及部分肌浆网钙泵对钙离子的主动摄取减少、室壁变得比较僵硬、左室顺应性减低、充盈的阻力增加等有关。心室的收缩及舒张障碍都可导致左室舒张期终末压增高，严重时可出现肺淤血症状。同时，心肌细胞在缺血性损伤时，细胞膜上的钠-钾离子泵功能受影响，钠离子在细胞内积聚而钾离子向细胞外漏出，使细胞膜在静止期处于低极化或部分除极化状态，在激动时又不能完全除极，产生所谓损伤电流。体表心电图上表现为ST段的偏移。

以上各种心肌代谢和心功能障碍常为暂时性和可逆性的，随着血液供需平衡的恢复，可以减轻或者消失。

三、临床表现

(一)症状

心绞痛以发作性胸痛为主要临床表现，疼痛的特点为：

1.部位：主要位于胸骨体上段、中段后或心前区，手掌大小范围，可放射至左肩、左臂内侧达无名指和小指，或至颈、咽或下颌部。

2.性质：典型表现为压榨样或紧缩窒息感，偶伴濒死感。发作时，患者往往不自觉地停止进行中的活动，直至症状缓解。

3.诱因：常由体力劳动或情绪激动如愤怒、焦急、过度兴奋等所诱发，饱食、寒冷、吸烟、心动过速、休克等亦可诱发。疼痛发生于劳力或激动的当时，而非劳累后。典型的稳定型心绞痛常在相似的条件下发生，但有时同样的劳力只有在早晨而不是在下午引起心绞痛，提示与晨间痛阈较低有关。

4.持续时间：疼痛出现后常逐步加重，然后在3～5分钟内逐渐消失，很少超过半小时。

5.缓解方式：一般在停止诱发症状的活动或舌下含服硝酸甘油几分钟内即可缓解。

值得注意的是，心绞痛的症状可表现不典型如上腹痛、牙痛、上颌痛或手臂痛等，但仔细问诊可发现症状均与劳累等心肌耗氧量增加有关，提示心肌缺血。

稳定型劳力性心绞痛发作的性质在1～3个月内无改变。根据心绞痛的严重程度及其对体力活动的影响，加拿大心血管学会(CCS)将稳定型心绞痛分为Ⅳ级。

稳定型心绞痛的加拿大心血管学会(CCS)分级：

Ⅰ级：一般体力活动如步行或上楼不引起心绞痛，但快速或长时间用力可引起心绞痛发作。

Ⅱ级：日常体力活动轻度受限，快速步行或上楼、餐后步行或上楼、寒冷或顶风逆行、情绪激动可发作心绞痛。平地行走两个街区(200～400 m)，或以常速上相当于3楼以上的高度时能诱发心绞痛。

Ⅲ级：日常体力活动明显受限。平地行走1～2个街区，或以常速上3楼以下的高度时即可诱发心绞痛。

IV级:轻微活动或休息时即可出现心绞痛症状。

(二)体征

一般无异常体征,但仔细体检能提供有用的诊断线索,可排除某些引起心绞痛的非冠状动脉疾病如瓣膜病、心肌病等。心绞痛发作时常见心率增快、血压升高、表情焦虑、皮肤湿冷等,有时出现第四或第三心音奔马律。缺血发作时,可有暂时性心尖部收缩期杂音,由乳头肌缺血、功能失调引起的二尖瓣关闭不全所致。

四、实验室和辅助检查

(一)实验室检查

血常规、尿常规、大便常规和隐血试验,血糖、血脂、肝肾功能等检查,判断是否贫血、血小板的计数和危险因素等情况;持续胸痛的患者需检测血清心肌损伤标志物如肌钙蛋白 I、T,肌酸激酶(CK)及同工酶(CK-MB),以便于与心肌梗死鉴别;必要时查甲状腺功能,BNP 或 NT-proBNP 等。

(二)心电学

心电图(ECG)是发现心肌缺血、诊断心绞痛最常用的检查方法。

1.静息 ECG:心电图正常并不能排除冠心病,但心电图异常可作为诊断的依据,最常见的 ECG 异常是 ST-T 改变,包括 ST 段压低(水平型或下斜型)、T 波低平或倒置。少数可伴有陈旧性心肌梗死的表现,可有多种传导障碍,最常见的是左束支传导阻滞和左前分支传导阻滞。在冠心病患者中,出现静息 ECG 的 ST-T 异常可能与基础心脏病的严重程度有关,包括病变血管的支数和左心室功能障碍。静息 ECG 的 ST-T 改变需注意鉴别诊断。根据 Framingham 心脏研究,在人群中,8.5%的男性和 7.7%的女性有 ST-T 改变,并且检出率随年龄而增加;高血压、糖尿病、吸烟者和女性中,ST-T 改变的检出率增加。左心室肥厚和扩大、电解质异常、神经因素和抗心律失常药物等也可引起 ST-T 异常。

2.心绞痛发作时 ECG:心绞痛发作时可表现特征性的 ECG 改变,主要为暂时性心肌缺血所引起的 ST 段移位。心内膜下心肌容易缺血,故常见为 ST 段压低 0.1 mV 以上,有时出现 T 波倒置,症状缓解后 ST-T 改变可恢复正常,动态变化的 ST-T 对心绞痛诊断具有重要的参考价值。静息 ECG 的 ST 段压低(水平型或下斜型)或 T 波倒置的患者,发作时可变为无压低或直立,即所谓的"假性正常化",也是心肌缺血诊断的依据。T 波改变虽然对反映心肌缺血的特异性不如 ST 段,但如与静息 ECG 比较有变化,也有助于诊断。

3.ECG 负荷试验:ECG 负荷试验是对疑似的冠心病患者增加心脏负荷(运动或药物)而激发心肌缺血的 ECG 检查。ECG 负荷试验的适应证:临床疑诊的冠心病患者、冠心病高危患者的筛选、冠状动脉搭桥及心脏介入治疗前后的评价、陈旧性心肌梗死患者对非梗死部位心肌缺血的监测。禁忌证:急性心肌梗死或心肌梗死并发室壁瘤;高危不稳定心绞痛;急性心肌和心包炎;严重高血压[收缩压≥200 mmHg 和(或)舒张压≥110 mmHg];心功能不全;严重主动脉瓣狭窄;肥厚型梗阻性心肌病;肺栓塞;静息状态下有严重心律失常;主动脉夹层等患者。静息状态下 ECG 即有明显 ST 段改变的患者如完全性左束支或右束支传导阻滞,或心肌肥厚继发 ST 段压低等也不适合行 ECG 负荷试验。有下列情况之一者需终止负荷试验:①出现明显症状如胸痛、乏力、气短、跛行,伴有意义的 ST 段变化;②ST 段显著压低(降低≥0.2 mV 为终止运动相对指征,≥0.4 mV 为绝对指征);③ST 段抬高≥0.1 mV;④出现有意义的心律失常、收缩压持续降低>10 mmHg 或血压明显升高(收缩压>250 mmHg 或舒张压>115 mmHg);已达到目标心率者。

运动负荷试验为评价心肌缺血最常用的无创检查方法,其敏感性约 70%,特异性 70%～90%。有典型心绞痛并且负荷 ECG 阳性者,诊断冠心病的准确率达 95% 以上。运动方式主要为平板运动和踏车运动,其运动强度可逐步分期升级,前者较为常用。常用的负荷目标是达到按年龄预计的最大心率或 85%～90% 的最大心率,前者称为极量运动试验,后者称为次极量运动试验。运动中持续监测 ECG 改变,运动前和运动中每当运动负荷量增加一级均应记录 ECG,运动终止后即刻和此后每 2 分钟均应重复 ECG 记录,直至心率恢复运动前水平。记录 ECG 时应同步测量血压。最常用的阳性标准为运动中或运动后 ST 段水平型或下斜型压低 0.1 mV(J 点后 60～80 ms),持续超过 2 min。

Duke 活动平板评分是经验证的根据运动时间、ST 段压低和运动中心绞痛程度来进行危险分层的方法。Duke 评分=运动时间(min)-5×ST 段下降(mm)-(4×心绞痛指数)。心绞痛评分:运动中无心绞痛为 0 分;运动中有心绞痛为 1 分;因心绞痛需终止运动试验为 2 分。Duke 评分标准:≥5 分低危,1 年病死率 0.25%;-10～+4 分中危,1 年病死率 1.25%;≤-11 高危,1 年病死率 5.25%。75 岁以上的老人,Duke 计分可能受影响,因此,不主张 75 岁以上的患者进行 ECG 负荷试验。

4.动态 ECG:连续记录 24 小时或以上的 ECG,可从中发现 ST-T 改变和各种心律失常,将出现 ECG 改变的时间与患者的活动和症状相对比。ECG 显示缺血性 ST-T 改变而当时并无心绞痛症状者,称为无痛性心肌缺血。

(三)超声心动图

目前,常规超声心动图技术难以发现冠状动脉粥样硬化斑块,故对冠状动脉粥样硬化性心脏病的诊断常依赖于冠状动脉粥样硬化斑块引起的心肌缺血的检出。对于稳定型心绞痛患者,由于心绞痛常为一过性,超声心动图检查常难以捕捉到心肌缺血时的超声图像,故常采用超声心动图负荷试验,诱发心肌缺血。负荷超声心动图是一种无创性检测冠心病的诊断方法,其通过最大限度激发心肌需氧量而诱发心肌缺血,通过实时记录室壁运动情况,评估心肌缺血所致节段性室壁运动异常。负荷超声心动图常用负荷的方法:①运动负荷试验、运动平板试验、卧位或立位踏车试验等;②药物负荷试验,包括正性肌力药(多巴酚丁胺)和血管扩张剂(潘生丁、腺苷);③静态负荷试验,包括冷加压试验、握力试验、心房调搏等。

(四)胸部 X 线检查

可无异常发现或见主动脉增宽、心影增大、肺淤血等。

(五)磁共振成像

可同时获得心脏解剖、心肌灌注与代谢、心室功能及冠状动脉成像的信息。

(六)CT 检查

多层螺旋 CT 冠状动脉成像作为一种非创伤性技术应用于冠脉病变的筛选和评价。近年来硬件和软件的进步,诊断准确性得到很大的提高,已成为日益普及的冠心病诊断手段之一。

(七)核素心室造影及核素心肌灌注显像检查

稳定型心绞痛患者,在运动状态下,正常冠状动脉扩张,心肌血流灌注增加;粥样硬化的冠状动脉扩张幅度小,远端相对缺血;心肌灌注显像显示狭窄冠脉远端心肌放射性稀疏。静息状态下,心肌需要的血流灌注比运动负荷时小,狭窄的冠状动脉尚能满足远端心肌的血液供应,MPI部显示放射性分布稀疏。负荷时放射性稀疏,静息时无放射性稀疏的征象称为放射性填充,这是冠状动脉狭窄的典型表现。

门控心肌灌注显像可检测心脏的结构和功能,部分患者左心室扩大、EF值降低、舒张功能降低,预后相对较差。

(八)冠状动脉造影术

冠状动脉造影术(coronary angiography)是一种有创的检查方法。选择性冠状动脉造影术目前仍是诊断冠状动脉病变并指导治疗策略尤其是血运重建方案的最常用方法,常采用股动脉或桡动脉穿刺的方法,选择性地将导管送入左、右冠状动脉口,注射造影剂使冠状动脉主支及其分支显影,可以准确地反映冠状动脉狭窄的程度和部位。冠脉狭窄根据直径狭窄百分比分为四级:① Ⅰ 级,25%~49%;② Ⅱ 级,50%~74%;③ Ⅲ 级,75%~99%(严重狭窄);④ Ⅳ 级,100%(完全闭塞)。为了充分显示冠状动脉的结构,常用的投照位右冠状动脉:左前斜、正位+头位;左冠状动脉:蜘蛛位、右前斜+足位、右前斜+头位和左前斜+头位等。

根据冠状动脉的灌注范围,将冠状动脉供血类型分为:右冠状动脉优势型、左冠状动脉优势型和均衡型,"优势型"的命名是以供应左室间隔后半部分和左室后壁的冠状动脉为标准。85%为右冠状动脉优势型;7%为右冠状动脉和左冠回旋支共同支配,即均衡型;8%为左冠状动脉优势型。85%的稳定型劳力性心绞痛患者至少有一支冠状动脉主要分支或左主干存在高度狭窄(>70%)或闭塞。

五、诊断和鉴别诊断

根据典型的发作特点,休息或含服硝酸甘油后缓解,结合年龄和存在的冠心病危险因素,排除其他疾病所致的心绞痛,即可确立诊断。未捕捉到发作时ECG者,可行ECG负荷试验或动态ECG监测,如负荷试验出现ECG阳性变化或诱发心绞痛时亦有助于诊断。诊断困难者可行放射性核素检查、冠状动脉CTA或选择性冠状动脉造影检查。

稳定型心绞痛尤其需与以下疾病鉴别。

(一)急性冠脉综合征

急性冠脉综合征包括急性心肌梗死和不稳定心绞痛,与稳定型劳力性心绞痛不同,不稳定型心绞痛包括初发型心绞痛、恶化型心绞痛及静息型心绞痛,仔细询问病史有助于鉴别。急性心肌梗死临床表现更严重,性质更剧烈,持续时间多超过30分钟,可伴有严重心律失常、心力衰竭、休克等,服用硝酸甘油多不能缓解,心肌酶谱增高,且ECG和心肌酶谱有动态演变过程。

(二)心脏神经症

本病患者常诉胸痛,但为短暂(几秒钟)的刺痛或持久(几小时)的隐痛,患者常喜欢不时地吸一大口气或作叹息样呼吸。胸痛部位多在左胸乳房下心尖部附近,或经常变动。症状多在疲劳之后出现,而非疲劳时,轻度体力活动反觉舒适,有时可耐受较重的体力活动而不发生胸痛或胸闷。含服硝酸甘油无效或在10多分钟后才"见效",常伴有心悸、疲乏及其他神经衰弱的症状。症状繁多反复易变,但阳性体征很少,以自主神经功能紊乱为主要表现。

（三）其他疾病引起的心绞痛

主动脉瓣严重狭窄或关闭不全、冠状动脉炎引起的冠状动脉口狭窄或闭塞、肥厚型心肌病、X综合征等疾病均可引起心绞痛，要根据其他临床表现来鉴别。其中X综合征多见于女性，ECG负荷试验常阳性，但冠状动脉造影阴性且无冠状动脉痉挛，预后良好，与微血管功能不全有关。

（四）肋间神经痛

一个或几个肋间部位从背部沿肋间向胸腹前壁放射，呈半环状分布，并不一定局限在胸前，为刺痛或灼痛，多为持续性而非发作性，咳嗽、用力呼吸和身体转动可使疼痛加剧，沿神经行经处有压痛，手臂上举活动时局部有牵拉疼痛，多为单侧受累，也可以双侧同时受累。查体可有胸椎棘突，棘突间或椎旁压痛和叩痛，少数患者沿肋间有压痛，受累神经支配区可有感觉异常。其疼痛性质多为刺痛或灼痛，有沿肋间神经放射的特点。

（五）不典型疼痛

包括胃-食管反流、食管动力障碍、食管裂孔疝等食管疾病，以及消化性溃疡、颈椎病等鉴别。

六、治疗

稳定型心绞痛的治疗有两个主要目的：一是改善症状，抗心肌缺血，提高生活质量；二是改善预后，减少不良心血管事件包括心力衰竭、心肌梗死、猝死等的发生，延长患者生命。

（一）一般治疗

发作时立刻休息，一般患者在停止活动后症状即可消除。平时应尽量避免各种明确的诱发因素，如过度的体力活动、情绪激动、饱餐等，冬天注意保暖。调节饮食，特别是一次进食不宜过饱，避免油腻饮食，禁忌烟酒。调整日常生活与工作量；减轻精神负担；保持适当的体力活动，以不致发生疼痛症状为度。

（二）药物治疗

1.抗心肌缺血，改善症状的药物如下所述。

（1）硝酸酯类药物（nitrates）：主要通过扩张冠状动脉增加心肌供氧，从而缓解心绞痛。除扩张冠状动脉增加冠脉循环的血流量外，还通过对周围容量血管的扩张作用，减少静脉回流量，降低心室容量、心腔内压和心室壁张力；同时对动脉系统有轻度扩张作用，降低心脏后负荷和心脏耗氧量。

1）硝酸甘油：用于即刻缓解心绞痛，硝酸甘油片舌下含服，1～2片（0.3～0.6 mg），1～2 min起效，约半小时后作用消失。对约92%的患者有效，其中76%在3 min内起效。延迟起效或完全无效，首先要考虑药物是否过期或未溶解，后者可嘱患者轻轻嚼碎后含化。2%硝酸甘油油膏或橡皮膏贴片（含5～10 mg）涂或贴在胸前或上臂皮肤而缓慢吸收，适用于预防夜间心绞痛发作。

2）硝酸异山梨酯：硝酸异山梨酯（isosorbide dinitrate，消心痛），口服3次/日，每次5～20 mg，半小时起效，持续3～5 h，舌下含服2～5 min起效，作用持续2～3 h，每次5～10 mg；缓释制剂可维持12 h，20 mg，2次/日使用。

以上两种药物还有供喷雾吸入用的气雾制剂。

3）5-单硝酸异山梨酯（isosorbide 5-mononitrate）：多为长效制剂，每次20～50 mg，每日1～2次。

硝酸酯药物长期应用的主要问题是产生耐药性，其机制尚未明确，可能与巯基利用度下降、肾素-血管紧张素-醛固酮(RAS)系统激活等有关。防止发生耐药的最有效方法是每天足够长(8～10 h)的无药期。硝酸酯药物的不良反应有头晕、头胀痛、头部跳动感、面红、心悸等,偶有血压下降。患青光眼、颅内压增高、低血压者不宜用本类药物。

(2)β受体阻滞剂(beta blockers):通过阻断拟交感胺类对心率和心收缩力的激动作用,减慢心率、降低血压,减低心肌收缩力和耗氧量,从而缓解心绞痛的发作。此外,还减少运动时的血流动力学改变,使同一运动量心肌耗氧量减少;使正常心肌区的小动脉(阻力血管)缩小,从而使更多的血液通过极度扩张的侧支循环(输送血管)流入缺血区。不良反应是使心室射血时间延长和心脏容积增加,这虽可能使心肌缺血加重或引起心肌收缩力降低,但其使心肌耗氧量减少的作用远超过其不良反应。

1)美托洛尔(metoprolol):美托洛尔是一种选择性的β受体阻滞剂,其对心脏β受体产生作用所需剂量低于其对外周血管和支气管上的β受体产生作用所需剂量。包括缓释剂及平片两种剂型。缓释剂型的血药浓度平稳,作用超过24 h。用法:每次23.75～90 mg,1次/日。平片用法为每次口服12.5～50 mg,2～3次/日。

2)比索洛尔(bisoprolol):比索洛尔是一种高选择性的β肾上腺受体阻滞剂,无内在拟交感活性和膜稳定活性。比索洛尔对血管平滑肌的β受体有高亲和力,对支气管和调节代谢的β受体仅有很低的亲和力。因此,比索洛尔通常不会影响呼吸道阻力和β受体调节的代谢效应。用法为每次口服5～10 mg,1次/日。

3)卡维地洛:为α、β受体阻断剂,阻断受体的同时具有舒张血管作用,推荐起始剂量6.25 mg/次,2次/日口服;可增加到25 mg/次,2次/日。总量不得超过50 mg/日。

本药经常与硝酸酯制剂联合应用,比单独应用效果好。但要注意:①本药与硝酸酯制剂有协同作用,因而剂量应偏小,开始剂量尤其要注意减少,以免引起直立性低血压等不良反应;②停用本药时应逐步减量,如突然停用有诱发心肌梗死的可能;③支气管哮喘及心动过缓、高度房室传导阻滞者不宜用;④我国多数患者对本药比较敏感,可能难以耐受大剂量。

(3)钙通道阻滞剂(CCB):通过抑制钙离子进入细胞内,抑制心肌细胞兴奋-收缩耦联中钙离子的作用,因而抑制心肌收缩,减少心肌氧耗;同时扩张冠状动脉,解除冠状动脉痉挛,改善心肌的供血;扩张周围血管,降低动脉压,减轻心脏负荷;可降低血黏度,抗血小板聚集,改善心肌的微循环。常用制剂包括:①二氢吡啶类,硝苯地平(nifedipine)10～20 mg,3次/日;其缓释制剂20～40 mg,1～2次/日。氨氯地平(amlodipine)、非洛地平(felodipine)等为新一代具有血管选择性的二氢吡啶类药物。氨氯地平口服吸收良好,半衰期长,剂量为5～10 mg,1次/日。非洛地平与之相仿。同类药物还有拉西地平、尼卡地平等。②硫氮卓酮类:为非二氢吡啶类钙通道阻滞剂,本品还可通过减慢心率,减少心肌需氧量,缓解心绞痛。地尔硫卓(diltiazem)30～90 mg,3次/日,其缓释制剂45～90 mg,2次/日。

对于需要长期用药的患者,推荐使用控释、缓释或长效剂型。低血压、心功能减退和心力衰竭加重可以发生在长期使用该药期间。该药的不良反应包括周围性水肿和便秘,还有头痛、面色潮红、嗜睡、心动过缓或过速和房室传导阻滞等。

2.改善预后的药物如下所述。

(1)抗血小板治疗

1)阿司匹林:通过抑制血小板环氧化酶来抑制血小板的激活和聚集,防止血栓的形成,同时也抑制血栓素 A2(TXA2)导致的血管痉挛。有研究表明,它可使稳定型心绞痛的心血管不良事件平均降低 33%。在所有急性或慢性缺血性心脏病的患者,无论是否有症状,只要没有禁忌证,推荐每天常规应用阿司匹林 75～300 mg。药物的不良反应主要是胃肠道症状,并与剂量有关,使用肠溶剂或缓冲剂、抗酸剂可以减少对胃的作用。禁忌证包括过敏、严重未经治疗的高血压、活动性消化性溃疡、局部出血和出血体质。

　　2)二磷酸腺苷(ADP)受体拮抗剂:常用药物如下:①氯吡格雷(clopidogrel):属于噻吩吡啶类。氯吡格雷是前体药物,通过细胞色素 P450(CYP450)酶代谢,其活性代谢产物可以选择性地抑制二磷酸腺苷(ADP)与血小板 P2Y12 受体的结合,从而抑制血小板聚集。氯吡格雷的应用剂量为75 mg,1 次/日,可引起白细胞、中性粒细胞和血小板减少,因此需定期检测血常规。在稳定型心绞痛中,一般在使用阿司匹林有绝对禁忌证或不能耐受时应用。②新型抗血小板药物:普拉格雷(prasugrel)和替格瑞洛(ticagrelor)。替格瑞洛是一种新型的 APD 受体拮抗剂,替格瑞洛抗血小板作用不需要经过肝脏代谢,因此不受 CYP2C19 等基因多态性的影响。PLATO 研究证实,与氯吡格雷相比,替格瑞洛进一步降低急性心肌梗死患者的心血管事件及死亡率,同时出血风险并无显著增加。普拉格雷是新一代噻吩吡啶类药物。普拉格雷及替格瑞洛与氯吡格雷相比,抗血小板聚集作用更强、更快,持续时间更长,因此,在最新的冠心病指南,尤其是欧洲心脏病学会(ESC)的指南中,两者的推荐地位高于氯吡格雷。其他的抗血小板制剂:西洛他唑(cilostazol)是磷酸二酯酶抑制剂,50～100 mg,2 次/日,主要用于外周血管动脉粥样硬化的患者。

　　(2)他汀类:他汀 HMG-CoA 还原酶抑制剂降脂药物在治疗冠状动脉粥样硬化中起重要作用,除降脂作用外,他汀类药物可以进一步改善内皮细胞的功能,抑制炎症,稳定斑块,使动脉粥样硬化斑块消退,显著延缓病变进展,减少不良心血管事件。大量研究证实他汀类药物可降低胆固醇,且可显著降低心血管事件和死亡率。最新美国心脏病学会(AHA)血脂指南已不再设定低密度脂蛋白胆固醇(LDL-C)和非高密度脂蛋白胆固醇(HDL-C)治疗靶目标值,对于小于 75 岁的稳定型心绞痛的患者,采用高强度他汀治疗,如瑞舒伐他汀(20～40 mg)或阿托伐他汀(40～80 mg),使LDL-C 水平至少降低 50%,除非存在禁忌证或出现他汀类相关不良事件;而大于 75 岁或他汀不耐受的患者,则采用中强度他汀治疗,如瑞舒伐他汀(5～10 mg)、阿托伐他汀(10～20 mg)、辛伐他汀(20～40 mg)或普伐他汀(40～80 mg)。不良反应:消化系统常见腹痛、便秘、胃肠胀气、恶心、腹泻,罕见黄疸、急性胰腺炎、血清氨基转移酶显著持续升高;精神神经系统偶见头痛,也可有眩晕、失眠、感觉异常及外周神经病;肌肉骨骼罕见肌痛、肌炎、关节炎、关节痛、横纹肌溶解。横纹肌溶解是最危险的不良反应,严重者可致命。

　　(3)血管紧张素转换酶抑制剂(ACEI)/血管紧张素受体拮抗剂(ARB):ACEI 治疗心绞痛和心肌缺血疗效的研究仅局限于小样本和短时期的研究结果,心绞痛并不是其治疗的适应证,然而在降低缺血性事件方面有重要作用。ACEI 能逆转左室肥厚、血管增厚,延缓动脉粥样硬化进展,能减少斑块破裂和血栓形成,另外有利于心肌氧供/氧耗平衡和心脏血流动力学,并降低交感神经活性。可应用于已知冠心病患者的二级预防,尤其是并发有糖尿病但是没有肾脏疾病的患者。HOPE、PEACE 和 EUROPA 试验使用的都是具有高脂溶性和酶结合能力强的"组织型 ACEI",据推测,具有这些特性的 ACEI,其穿透粥样硬化斑块的能力强。下述情况不应使用:收缩压<90 mmHg、肾衰竭、双侧肾动脉狭窄和过敏者。其不良反应包括干咳、低血压和罕见的血管性水肿。不能耐受ACEI 的患者,可选用 ARB 类药物。

此外，β受体阻滞剂不光能改善心肌缺血症状，还能有效改善心室重塑，减少心律失常，显著降低心血管事件的发生率。

（4）抗心律失常药物：如稳定型心绞痛患者并发心房颤动时，IC类抗心律失常药物禁用，可选用β受体阻滞剂、洋地黄类药物或Ⅲ类抗心律失常药物（如胺碘酮）。

（5）其他药物：对冠心病危险因素进行治疗，积极控制血压、血糖，治疗心功能不全等。

（三）经皮冠状动脉介入治疗

经皮冠状动脉介入治疗（PCI）是指经皮冠状动脉球囊成形术（PTCA）、冠状动脉支架植入术、斑块旋磨技术和药物涂层球囊技术等。自1977年完成首例PTCA以来，随着新技术的出现，尤其是新型支架及新型抗血小板药物的应用，PCI术已成为冠心病治疗的重要手段，冠状动脉介入治疗可显著改善冠心病患者生活质量和患者的心血管事件和死亡率。但Courage研究证实，对于稳定的冠心病患者，PCI可以减少心绞痛的发生，但并未降低心血管事件和死亡率。因此，应严格掌握介入治疗的适应证：①左主干病变直径狭窄＞50%；②前降支近段狭窄≥70%；③伴左心室功能降低的2支或3支病变；④大面积心肌缺血（心肌核素等检测方法证实缺血面积大于左心室面积的10%）。此外，任何血管狭窄≥70%伴心绞痛，且优化药物治疗无效者；有呼吸困难或慢性心力衰竭，且缺血面积大于左心室的10%，或存活心肌的供血由狭窄≥70%的"罪犯血管"供应者，介入治疗以改善患者症状和预后。

1.经皮冠状动脉球囊成形术（PTCA）：PTCA是一种单纯经皮冠状动脉球囊扩张术，由Gruentzig于1977年首先施行，采用股动脉途径或桡动脉穿刺方法，将指引导管送至冠状动脉口，再将相应大小的球囊沿导引钢丝送至欲扩张的病变处，根据病变的性质和部位选择不同的时间和压力进行扩张，可重复多次，直到造影结果满意或辅以其他治疗措施。

由于单纯PTCA发生冠状动脉急性闭塞的风险大和术后较高的再狭窄率（术后6个月30%～50%），目前已很少单独使用。

2.冠状动脉支架置入术：1986年Puel将第一枚冠状动脉支架应用于临床，改变了冠状动脉介入治疗的模式。金属裸支架（BMS）能有效解决冠状动脉夹层，大大减少了PTCA术中急性血管闭塞的发生，并使术后6个月内再狭窄率降低到20%～30%，改善了冠心病介入治疗的疗效，为了降低支架内再狭窄的发生率，研发了药物洗脱支架。

药物洗脱支架（DES）是在金属裸支架的支架柱表面增加具有良好生物相容性的涂层和抑制细胞增殖的药物，支架上的药物局部释放能有效降低支架内再狭窄（ISR）和靶血管重建（TVR）率，使支架内再狭窄的发生率降到了5%～8%，因为药物同时抑制血管内皮细胞的增殖，故需至少两联抗血小板治疗12个月。目前，绝大部分患者在球囊扩张后植入支架。

3.冠状动脉高频旋磨术：高频旋磨术（HFRA）是采用超高速的钻头将动脉粥样硬化斑块研磨成极细小的微粒，从而消除斑块，增大管腔。研磨下的微粒直径相当于红细胞的大小，不会堵塞远端血管。临床主要应用于冠状动脉钙化病变的预处理。

4.药物洗脱球囊：药物洗脱球囊（DEB）是一种以球囊导管为介导的局部药物输送装置，药物直接均匀涂层在球囊上，主要是紫杉醇或西罗莫司，药物浓度较高，300～600 mg，并且快速释放。球囊扩张后能够使病变血管的血管壁达到恰当的抗增殖药物浓度，抗增殖药物分布均匀一致并能取得很好的疗效。药物球囊由于不需植入外来物质，也不需应用多聚体，可能为解决药物洗脱支架存在的一些问题,如支架内再狭窄、晚期支架内血栓形成等,带来新的希望。

冠状动脉内血栓去除术主要用于富含血栓的病变。目前供临床使用的这类技术有超声血栓消融术、负压抽吸术等。因适应证范围小,临床经验较少,应用价值还在进一步评估之中。腔内斑块切吸术(TEA)主要用于含血栓的冠状动脉病变和退行性变的大隐静脉桥血管病变,旨在球囊扩张或支架植入前消除血栓或易碎的病变。超声血管成形术是一种顶端装有可发射超声装置的导管,所发射的低频(20 kHz)高能的超声波,在组织和细胞中产生空化作用,引起 1~3 个大气压的内爆炸,使斑块瓦解而达到血管再通的目的。该技术曾被认为很有前途,后发现碎裂的斑块体积过大易发生无 Q 波心肌梗死,未能在临床上推广使用。

(四)康复治疗

心脏康复是通过综合的康复措施消除因心脏疾病引起的身体和心理的障碍,减轻症状,提高功能水平,使患者在身体、精神、职业和社会活动等方面接近或恢复正常。包括有监测的运动训练、心理和营养咨询、教育及危险因素控制等综合措施,其中运动训练是重要组成部分。稳定型心绞痛是心脏康复治疗的适应证。谨慎安排进度适宜的运动锻炼,有助于降低心血管病危险因素,如调节血脂、降低体重、改善糖耐量等,并可促进侧支循环的发展,减慢心率,提高冠脉灌注,提高体力活动的耐受量而改善症状。稳定型心绞痛需遵循个体化、循序渐进、持之以恒、兴趣性原则;运动方式包括有氧训练、力量训练、柔韧性训练、作业训练、医疗体操、气功等;运动形式可分为间断性运动和持续性运动。每次运动 10~60 min,3~5 天/周,避免竞技性运动。

七、预后

稳定型心绞痛患者大多数能生存很多年,但存在着急性心肌梗死或猝死的风险,伴有室性心律失常或传导阻滞者预后较差,但决定预后的主要因素为冠状动脉病变范围和心功能状况。左冠状动脉主干病变最为严重,据国外统计,左主干狭窄患者第一年的生存率为 70%,三支血管病变及心功能减退(LVEF<25%)患者的生存率与左主干狭窄相同,左前降支近段病变较其他 2 支的病变严重。现代的治疗手段使得稳定型心绞痛患者的预后极大改善,年死亡率 1%~3%,一年主要缺血事件发生率为 1%~2%。

第五节　急性 ST 段抬高型心肌梗死

一、概述

急性 ST 段抬高型心肌梗死(STEMI)主要是由于冠状动脉粥样硬化斑块破裂或糜烂和血栓形成,导致冠状动脉血供急剧中断,使相应供血的心肌持久缺血所致的心肌坏死,在心电图上表现为 ST 段抬高,区别于非 ST 段抬高型急性冠脉综合征。

急性心肌梗死的发病率和死亡率呈显著增长的趋势。美国每年约有 110 万心肌梗死患者,其中 45 万为再发患者。据欧洲瑞典 STEMI 发病率注册登记,其年发病率为 0.66%。随着人口老龄化,现代生活节奏的加快,饮食习惯的改变,以及社会、心理等因素的影响,我国急性心肌梗死的发病率呈逐年升高,且呈年轻化的趋势。现患心肌梗死约 200 万人,每年新发 50 万人。其中男性多于女性,北方多于南方。

近年来,急性心肌梗死的治疗技术有了很大的发展。经皮冠状动脉介入治疗及循证医学为基础的药物治疗显著降低了急性心肌梗死患者的死亡率。但另一方面,使患者度过了急性期,增加了缺血性心脏病心力衰竭的患者。这些患者数量在全球范围内有所上升,而且往往预后不佳。

二、病理和病理生理

(一)不稳定斑块

不稳定斑块是 STEMI 的病理基础。典型的不稳定斑块主要包括大脂质池、薄纤维帽、大量巨噬细胞和 T 淋巴细胞及少许平滑肌细胞或胶原等。研究发现炎症反应、氧化应激、细胞凋亡、斑块所受的应力和血流剪切力、新生血管、血管重构等与不稳定斑块的形成密切相关,其中炎症反应是不稳定斑块发生、发展的核心。大量证据表明炎症介质对于调节各种细胞因子,从而参与动脉粥样硬化斑块的发展有着重要的作用,它是非继发性免疫反应的主要效应器。近期研究也证实,T 淋巴细胞介导的继发性免疫反应也参与不稳定斑块的产生。对于不稳定斑块分子机制的研究不仅有助于对急性心肌梗死病理生理学机制的理解,更为冠心病的危险分层、干预预防及预后判断开辟新的途径。

(二)血栓形成

斑块破裂和血栓形成是 STEMI 的主要机制,斑块破裂能引起 2/3～3/4 的 STEMI。斑块侵蚀与斑块出血也是造成血栓形成的重要原因。血小板在冠脉血栓形成中起了关键的作用。斑块破裂,冠脉血管内膜下胶原暴露,促进各种缩血管物质的释放,导致血小板的迅速黏附、聚集和激活。血小板激活后释放或激活多种介质,如血栓素 A2、二磷酸腺苷(ADP)等,进一步促进血小板聚集体的形成,形成初级血栓、红色血栓,进而导致冠状动脉完全闭塞,心电图上可表现相应导联 ST 段抬高,相应供血心肌灌注受阻,心肌缺血,最后导致心肌细胞损伤或坏死。

(三)心肌坏死

心肌梗死后局部心肌缺血,低氧、酸中毒、氧化应激和细胞因子大量产生等因素促进心肌细胞的快速坏死。在动物实验中,冠脉血流阻断后 30～45 s,心脏收缩和舒张功能就出现异常,30～40 min 后心肌细胞出现肿胀及凋亡。若无再灌注或明显侧支循环,将在心肌梗死后 6 h 内出现心肌坏死。细胞死亡导致大量炎症细胞侵入,急性渗出性炎症反应暴发。心梗 24 h 后,开始组织修复,包括巨噬细胞的激活,清除坏死心肌细胞;基质细胞的激活,如成纤维细胞和内皮细胞等,形成肉芽组织和新生血管。4～7 天后,炎症反应逐步消退,肉芽组织转变为胶原瘢痕组织。炎症细胞、成纤维细胞和内皮细胞凋亡。坏死心肌组织为非细胞组织代替。

(四)心室重塑

心室重塑开始于心肌梗死后数小时内,主要表现为梗死区变薄和拉长,称为梗死区扩展(IE),其原因主要是由于心肌细胞死亡导致心室壁内张力下降,胶原纤维侵入和周围非梗死段收缩牵拉。梗死区发生修复性纤维化,最终被瘢痕组织所填充,瘢痕组织是没有收缩功能的,因而心室壁活动受限,最终导致代偿性心室扩张。神经-体液因素,如 RASS 系统、交感神经的激活,TGF－β1、MMPs 等因子的调控等也在心室重塑中起了重要的协同作用。

三、临床表现

(一)诱发因素

多在春、冬季节发病,与气候寒冷及气温变化大相关。常见的诱发因素包括情绪激动、剧烈运动、饱食、发热等。其他因素如呼吸道感染、创伤、急性失血、出血性或感染性休克、主动脉瓣狭窄、肺栓塞、低血糖、应用可卡因和拟交感药、过敏等。

(二)缺血症状

1.先兆:发病前数日可有乏力、胸部不适、心悸、气急、烦躁、胸痛等前驱症状。心绞痛新发或发作较以往频繁、持续较久、硝酸甘油疗效差。心电图示 ST 段压低,T 波倒置或增高("假性正常化"),应警惕近期内发生心肌梗死的可能。

2.胸痛:胸痛是大多数急性心肌梗死患者的最典型临床表现,需要注意胸痛的特征,包括部位、性质、放射部位、诱发及缓解因素和持续时间等。急性心肌梗死时胸痛性质与心绞痛相似,但更严重,且持续不能缓解。

典型缺血性胸痛多位于胸骨后,也可在左胸骨旁、心前区或越过前胸,有时不适位于颈前区、颌部或上腹部,可放射至左臂,亦可至右臂或两臂和肩、颈、齿、上腹和肩胛间等处,但颌以上和脐以下部位不适,不是急性心肌梗死的典型部位。伴随症状常有出汗、乏力、呼吸困难、焦虑、恐惧甚至晕厥等。

估计约 20% 的急性心肌梗死是无痛性,即隐匿性,多见于老年患者和糖尿病患者,由于老人和糖尿病患者的预后更差,故须提高警惕。这些患者的急性心梗可能以突发呼吸困难、乏力、头昏、恶心、呕吐或精神错乱、突发性意识改变、新发心律失常和血压下降等不典型临床表现,造成漏诊和误诊。

3.伴随症状:全身伴随症状包括发热、心动过速、白细胞增高和血沉增快等,由坏死物质吸收所引起,一般在疼痛发生 24~48 h 出现,程度与梗死范围常呈正相关,体温一般在 38 ℃左右,很少超过 39 ℃,持续约一周。消化道伴随症状可有频繁的恶心、呕吐和上腹胀痛,与迷走神经受坏死心肌刺激和心排血量降低、组织灌注不足等有关。下壁心肌梗死多见。

(三)并发症状

1.心律失常:急性心肌梗死患者中 75%~95% 可出现心律失常,多发生在起病 1~2 周内,而以 24 h 内最多见,心律失常是急性心肌梗死早期死亡的重要原因之一。各种心律失常中以室性心律失常最多,尤其是室性期前收缩,如室性期前收缩频发(每分钟 5 次以上)、成对出现或短阵室性心动过速,多源性或落在前一心搏的易损期(RonT 现象)属高危。房室传导阻滞和束支传导阻滞也较多见。完全性房室传导阻滞多见于下壁心肌梗死。前壁心肌梗死如发生房室或(和)室内传导阻滞表明梗死范围广泛。室上性心律失常则较少,多发生在心力衰竭患者中。由于再灌注治疗和 β 受体阻断药的广泛应用,心肌梗死后 48 h 内室性心律失常的发生率明显降低。低血钾、低血镁等电解质紊乱是室性心律失常的重要诱发因素。

2.心力衰竭:急性心肌梗死时的心力衰竭主要与大量心肌坏死、心室重构和心脏扩大有关,也可继发于心律失常或机械并发症。心肌梗死面积是决定心功能状态的重要因素,梗死面积占左心室的 20% 时即可引起心力衰竭,梗死面积超过 40% 则将导致心源性休克。ST 段抬高型心肌梗死急性期心力衰竭往往预示近期及远期预后不良。

3.低血压和休克:急性心肌梗死再灌注治疗可显著改善患者预后,心源性休克的发生率已从20%降至7%左右,而其中90%以上发生在住院期间。目前已知的急性心肌梗死发生心源性休克的危险因子包括高龄、糖尿病、前壁心肌梗死、射血分数(EF)降低、大面积心肌梗死、冠状动脉严重狭窄、Killip分级高、心肌梗死病史及充血性心力衰竭。高龄、左心功能减退、糖尿病及再发心肌梗死和前壁大面积心肌梗死的患者易导致心源性休克,休克可单独出现或与心力衰竭并发发生。

急性心肌梗死并发心源性休克病因包括:①急性心肌梗死相关的左心室功能衰竭;②机械并发症,包括急性严重的二尖瓣反流、室间隔穿孔和心脏游离壁破裂/心包填塞;③右心室梗死所致的孤立型右室心源性休克。

急性心肌梗死导致休克的病理生理学机制可能是心肌梗死早期心室急性扩张代偿机制丧失不能维持每搏输出量的缘故。其次,心肌不可逆的损伤、心肌缺血导致心脏功能受损,泵血减少,血压降低,减少了心脏负荷,但同时也减少了冠脉血流,减少其他重要组织器官的血流灌注。心室舒张功能异常和顺应性异常是诱发心源性休克的原因之一。右室心肌梗死后休克仅占心肌梗死后心源性休克的5%,单纯的右室功能异常心源性休克的病死率类同于左室心源性休克。

心源性休克的临床特征为低血压和组织低灌注。诊断主要依靠血流动力学指标:临床表现为严重的低血压(收缩压<80～90 mmHg,或平均动脉压较基础状态低30 mmHg),心排血指数(cardiac index,CI)明显减低和左室舒张末压增高[肺毛细血管楔压(PCWP)18～20 mmHg]。患者可出现低血压和周围循环衰竭等,如烦躁不安、面色苍白、皮肤湿冷、脉细而快、大汗淋漓、尿量减少,甚至晕厥。

急性心肌梗死并发心源性休克治疗的目的在于提高心排血量及灌注压,支持心功能,防止梗死延展,并尽可能缩小缺血、坏死范围,阻断恶性循环。其处理原则包括:及时纠正影响休克的心外因素;适当合理使用血管活性药物;联合使用机械辅助装置如主动脉内球囊反搏,争取早期再灌注;必要时行外科治疗。

(四)体征

无特异性的体征,体检可正常或非特异性改变。但并发心力衰竭的患者可有两肺啰音、S4奔马律。二尖瓣乳头肌功能失调者,心尖区可闻及粗糙的收缩期杂音,心室间隔穿孔者,胸骨左下缘响亮的收缩期杂音,常伴震颤。初期血压常增高,但也可正常或减低。前壁心肌梗死可伴有交感活性亢进征象如心动过速、高血压等,而下壁心肌梗死可有心动过缓、低血压等。

检查要着眼于心功能的总体评估,监护生命体征,关注左、右心衰竭体征如S3奔马律、肺部啰音、颈静脉压增高等,严密观察心律失常和机械性并发症如听诊发现新的心脏杂音。如有灌注不足征象,要明确原因如血容量不足、右心或左心衰竭并予以纠正至关重要。心源性休克时血压下降(收缩压<90 mmHg,或平均压下降>30 mmHg)、少尿(尿量<17 mL/h)、神志模糊。急性右心衰竭主要表现为低心血量综合征,右心循环负荷增加,颈静脉怒张、肝大、低血压。

四、并发症

(一)乳头肌功能失调或断裂

急性心肌梗死早期,10%～50%的患者发生乳头肌功能不全,心尖区可闻及收缩中晚期喀喇音和吹风样收缩期杂音,杂音较少超过3～4级,第一心音可不减弱或增强。少数患者(3%～4%)可发生乳头肌断裂,突然出现严重的二尖瓣关闭不全及左心功能衰竭、急性肺水肿或心源性休克。下壁心肌梗死引起的后中乳头肌断裂较为多见。乳头肌断裂是急性心肌梗死后少见但致命性的并发症,常发生于急性心肌梗死后1周内,部分断裂可延迟至3个月内。病情进展迅速,内科疗效差,病死率高,如无外科手术治疗,90%的患者在1周内死亡。

(二)室间隔破裂穿孔

室间隔破裂穿孔是急性心肌梗死少见而严重的并发症,约占心脏破裂的10%,心肌梗死总病死率的5%。室间隔破裂穿孔大多发生在心肌梗死后3～5d,也可在发病24h内或2周后。在溶栓前室间隔破裂穿孔通常发生在心肌梗死后1周,发生率为2%;再灌注治疗使其发生率下降至0.2%,但发生时间前移,病理变化加重。室间隔破裂穿孔的自然病程凶险,迅速发生心力衰竭、心源性休克,病死率高。内科保守治疗效果差,手术治疗有时可能挽救生命。室间隔破裂穿孔多发生在首次STEMI、多支病变尤其是左前降支病变(前壁心肌梗死)的患者。缺乏侧支循环、高龄、高血压、溶栓治疗可能也与其发生有关。室间隔破裂穿孔多发生在坏死心肌的边缘处,多为单一破裂口,1厘米至数厘米大小,可以是明确相通的孔洞,也可以是不规则或潜行的穿孔。前壁心肌梗死引起的室间隔破裂穿孔大多靠近心尖部,而下壁心肌梗死引起的室间隔破裂穿孔则在室间隔的基底部。

(三)室壁瘤

心室膨胀瘤或称室壁瘤,发生率5%～10%,室壁瘤多见于首次发作、前降支完全闭塞且无侧支循环形成的前壁大面积心肌梗死患者,好发于前壁和心间处。易并发充血性心力衰竭、动脉栓塞及严重的心律失常,病死率较无室壁瘤者高5～6倍。也有人将室壁瘤称为真性室壁瘤,以别于心室游离壁破裂形成的假性室壁瘤,两者的治疗和预后迥异。

(四)栓塞

1.附壁血栓:在未行抗凝治疗的急性心肌梗死患者中约20%发生心室内附壁血栓,尤其是累及左心室心尖部的大面积前壁心肌梗死更易发生。附壁血栓的形成与心肌梗死造成的心内膜炎性反应促进血小板在梗死区的黏附聚集有关。室壁瘤的患者更易形成附壁血栓。虽然心室附壁血栓脱落可引起脑、肾、脾或四肢等动脉栓塞,但心肌梗死并发附壁血栓患者的死因多为心力衰竭、心源性休克、再梗死、心律失常或心脏破裂等严重并发症。

2.深静脉血栓和肺栓塞:既往心肌梗死患者的治疗强调严格的、较长时间的卧床休息,从而引发下肢静脉血栓并进而发生肺动脉栓塞。近些年来,随着积极的抗凝、抗血小板治疗,心肌梗死患者早期运动等治疗策略的改变,下肢静脉血栓形成的发生率已明显下降。

(五)心肌梗死后心包炎及梗死后综合征

急性STEMI患者常常可发生急性心包炎,表现为胸痛、心包摩擦音,发生于心肌梗死后的24h～6周。早期心包炎主要为梗死延展到心外膜导致的局部急性纤维素性炎症。而梗死后综合征大多发生于心肌梗死后数日～6周内,为坏死物质所致的自身免疫性心包炎、胸膜炎和(或)肺炎,表现为发热、胸膜-心包积液伴胸痛。

五、实验室和辅助检查

(一)心电图

对疑似 STEMI 胸痛患者,应在到达急诊室后 10 min 内完成心电图检查,下壁心肌梗死时需加做 V3R～V5R 和 V7～V9。如早期心电图不能确诊时,需 5～10 min 重复测定。T 波高尖可出现在 STEMI 超急性期,与既往心电图进行比较,有助于诊断。左束支传导阻滞患者发生心肌梗死时,心电图诊断困难,需结合临床情况仔细判断。强调尽早开始心电监测,以发现恶性心律失常。

心电图演变:V1、V2 导联心电监护能提高对 STEMI 诊断的敏感性和特异性。典型心电图表现为 ST 段抬高,持续数小时至数天,继以数小时至数天的 T 波倒置和出现 Q 波。急性 STEMI 时,心电图改变有以下 4 个互有重叠的演变阶段:①超急性期;②急性期;③亚急性期;④慢性期。

1.超急性期:始于起病数分钟,持续和演变约数小时。损伤区 T 波振幅增大、增宽即超急性期波形。

2.急性期:数小时后,ST 段明显抬高、弓背向上,与直立的 T 波连接,形成单相曲线;数小时到 2 天内出现病理性 Q 波,同时 R 波减低,为急性期改变。

需与其他 ST 段抬高情况鉴别,如心包炎,左室肥大和 J 点抬高,以及早期复极等。心包炎尤其值得关注,因为它的临床表现可能类似急性心肌梗死。

3.亚急性期:此期 ST 段抬高开始恢复,而在 ST 段抬高的导联 T 波开始倒置,Q 波在 3～4 天内稳定不变,以后 70%～80%永久存在,ST 段抬高持续数日至 2 周左右。

4.慢性期:ST 段抬高的恢复变异极大。下壁心肌梗死一般在 2 周内完全恢复,但前壁心肌梗死后恢复可能较慢,持续性 ST 段抬高常见于前壁大面积心肌梗死,提示大面积心肌运动障碍或室壁瘤形成、对称性 T 波倒置,可能经历数周至数月恢复,亦可永久存在。

早期再灌注治疗,能加速心电图演变的时程。ST 段迅速回落,T 波倒置和 R 波消失出现早,Q 波不出现或消失亦偶尔可以见到。

(二)血清心肌标志物

建议入院即刻、2～4 h、6～9 h、12～24 h 测定血清心肌标志物。肌钙蛋白 T(cTnT)或是诊断心肌坏死最特异和敏感的首选标志物,STEMI 症状发生后 2～4 h 开始升高,10～24 h 达到峰值,肌钙蛋白升高结合心肌缺血证据即可诊断 STEMI。肌酸激酶同工酶(CK-MB)对判断心肌坏死的临床特异性较高,超过正常上限 2 倍以上并有动态变化。由于首次 STEMI 后肌钙蛋白将持续升高一段时间(7～14 日),CK-MB 适于诊断再发心肌梗死。连续测定 CK-MB 还可判定溶栓治疗的疗效,此时 CK-MB 峰值前移(14 h 以内)。磷酸肌酸激酶(CK)由于广泛分布于骨骼肌,缺乏特异性,因此不推荐用于诊断 STEMI。临床应用中除测定 CK 和 CK-MB 水平外,还要注意 CK-MB 占总 CK 的比值,在两者增高的情况下,该比值在 4%～25%时,则急性心肌梗死(AMI)可能大。天门冬氨酸氨基转移酶(AST)、乳酸脱氢酶(LDH)等对诊断 STEMI 特异性差,不再推荐用于诊断 STEMI。肌红蛋白测定有助于早期诊断,但特异性较差。

(三)其他实验室检查

入院时,常规检查全血细胞计数、血小板计数、常规血生化、血脂、凝血功能等,有助于评估并发症和预后及指导治疗。心肌损伤能引起多形核细胞增多,常使白细胞数增至 $(12～15)\times 10^9/L$,

2～4 日达到高峰。急性期炎症标志物如 C 反应蛋白、血沉等增加,且有助于判断预后。

(四)冠状动脉造影术

冠状动脉造影是确诊冠心病的"金标准"。STEMI 大多表现为梗死相关血管完全闭塞,不稳定斑块破裂和血栓形成。部分表现为次全闭。据文献报道,急性心肌梗死中,约 6% 的患者冠脉造影显示正常。目前认为冠脉造影正常的急性心肌梗死通常是由冠脉痉挛所致,其发生机制可能是冠状动脉痉挛、血栓自溶、冠状动脉病变发生在很小的血管,造影无法显示等。此外,冠脉解剖变异如冠状动脉开口异常,冠状动静脉瘘或心肌桥等亦可诱发 STEMI。STEMI 受累在常见的血管是左前降支,其次是右冠状动脉和回旋支。相对急性非 ST 段抬高型心肌梗死(NSTEMI),STEMI 更多见于单支血管的病变。其不同心电图表现可能与心肌损伤的程度相关。冠状动脉的急性完全闭塞,导致透壁性心肌损伤,在心电图上表现为相关导联的 ST 段抬高,而在 NSTEMI 中,多为血管次全闭,出现心内膜下心肌损伤,不表现为 ST 段抬高。

(五)超声心动图

超声心动图在心肌梗死诊断中可评价心脏室壁节段的运动、室壁厚度、心腔形态、左心室收缩及舒张功能,评价存活心肌等。同时可进行排除性诊断,如二维超声可明确急性心包炎、心包积液的诊断,二维结合经食道超声可明确主动脉夹层的诊断等。心肌梗死在二维超声心动图上的特征性表现中,节段性室壁运动异常的表现为:①室壁运动幅度减低、消失、反常(矛盾)运动;②室壁运动时间延迟;③心肌收缩时的变形及变形率减低;④心肌收缩运动梯度低下;⑤室壁收缩期增厚率减低、消失、负值。

六、诊断和鉴别诊断

STEMI 的诊断标准包括:①临床表现,即心肌缺血的症状,如胸痛等;②心肌标志物(首选心肌肌钙蛋白)的升高(至少有 1 次值超过 99% 参考值上限);③特征性的心电图改变及动态演变;④冠心病危险因素如高血压、糖尿病、高脂血症、吸烟史,早发冠心病家族史等。

鉴别诊断要考虑以下疾病:

1.主动脉夹层:胸痛为向背部放射的严重撕裂样疼痛伴有呼吸困难或晕厥,但无急性心梗心电图变化者,应警惕主动脉夹层。但如夹层累及冠脉,也可有类似心梗的心电图 ST-T 改变。需主动脉 CT 造影明确诊断。

2.急性肺栓塞:胸痛,常伴突发呼吸困难,咯血及严重低氧血症,心电图、D-二聚体检测及 CT 肺动脉造影有助于鉴别。下肢深静脉血栓的筛查也有助于诊断。

3.急性心包炎:胸痛表现为胸膜刺激性疼痛,向肩部放射,前倾坐位时减轻,可闻及心包摩擦音,心电图表现除 aVR 导联外的其余导联 T 段呈弓背向下型抬高,无镜像改变。

4.其他:①气胸,可以表现为急性呼吸困难、胸痛和患侧呼吸音减弱,胸部平片可确诊。②消化性溃疡,可有剑突下或上腹部疼痛,有时向后背放射,可伴晕厥、呕血或黑便。大便隐血试验、消化道内镜等可帮助诊断。

七、治疗

STEMI 的治疗原则是尽早诊断,尽早开通血管,"时间就是心肌,心肌就是生命"。研究证实,早期积极开通梗死相关动脉,恢复有效的心肌再灌注是降低 STEMI 患者死亡率、改善预后的关键。

(一)一般治疗

1.休息:发病后需立即休息,一般以短期卧床休息为宜,并对患者进行必要的解释和鼓励,使其积极配合治疗而又解除其焦虑和紧张情绪,以便得到充分休息及减轻心脏负担。

2.吸氧:急性心肌梗死患者常有不同程度的动脉血氧分压降低,在休克和左心室功能衰竭时尤为明显。对一般患者,吸氧可能有利于防止心律失常,并改善心肌缺血、缺氧,可有助于减轻疼痛。

3.生命体征监护:心电、血压和呼吸的监测,必要时还需监测肺毛细血管压和静脉压。心率、心律、血压和心功能的变化为适时采取治疗措施、避免猝死提供客观依据。

4.解除疼痛:心肌再灌注治疗开通梗死相关血管、恢复缺血心肌的供血是解除疼痛最有效的方法。但再灌注治疗前可选用下列药物尽快解除疼痛。吗啡或哌替啶(度冷丁):吗啡 2～4 mg 静脉注射,必要时 5～10 min 后重复,可减轻患者交感神经过度兴奋和濒死感。注意低血压和呼吸功能抑制的不良反应,但很少发生。

(二)再灌注治疗

早期开通闭塞的冠状动脉,使缺血心肌得到再灌注,称为再灌注治疗,濒临坏死的心肌可能得以存活,或坏死范围缩小,改善预后,是一种积极的治疗措施。再灌注治疗包括溶栓治疗、介入治疗和外科冠状动脉搭桥治疗。

1.溶栓治疗:早期静脉应用溶栓药物能提高 STEMI 患者的生存率,在患者症状出现后 3 h 内开始用药,治疗效果最佳。

(1)溶栓药物:①非特异性溶栓药物,对血栓部位或体循环中纤溶系统均有作用,如尿激酶和链激酶;②选择性作用于血栓部位纤维蛋白的药物,如重组组织型纤维蛋白溶酶原激活剂(rt-PA);③单链尿激酶型纤溶酶原激活剂(SCUPA)、甲氧苯基化纤溶酶原链激酶激活剂复合物(APSAC)。新的溶栓剂还包括 TNK-组织型纤溶酶原激活剂(TNK-PA)和葡激酶(SAK)等。

(2)溶栓治疗的适应证和禁忌证:适应证包括:①发病 12 h 以内到不具急诊 PCI 治疗条件的医院就诊、不能迅速转运、无溶栓禁忌证的 STEMI 患者均应进行溶栓治疗。②患者就诊早(发病≤3 h)而不能及时进行介入治疗者,或虽具备急诊 PCI 治疗条件,但就诊至球囊扩张时间与就诊至溶栓开始时间相差＞60 min。且就诊至球囊扩张时间＞90min 者应优先考虑溶栓治疗。③对再梗死患者,如果不能立即(症状发作后 60 min 内)进行冠状动脉造影和 PCI,可给予溶栓治疗。④对发病 12～24 h 仍有进行性缺血性疼痛和至少 2 个胸导联或肢体导联 ST 段抬高＞0.1 mV 的患者,若无急诊 PCI 条件,再经过选择的患者也可溶栓治疗。由于中国人群的出血性卒中风险发病率较高,年龄大于 75 岁的患者,建议首选 PCI。

绝对禁忌证:①出血性卒中或原因不明的卒中。②6 个月内的缺血性卒中。③中枢神经系统创伤或肿瘤。④近期的严重创伤、手术、头部损伤(3 周内)。⑤近期胃肠道出血(1 个月)。⑥主动脉夹层。⑦出血性疾病。⑧难以压迫的穿刺(内脏活检、腔室穿刺)。

相对禁忌证:①6 个月内的短暂性脑缺血发作。②口服抗凝药物。③血压控制不良(收缩压≥180 mmHg 或者舒张压≥110 mmHg)。④感染性心内膜炎。⑤活动性肝肾疾病。⑥心肺复苏无效。

（3）给药方案：①尿激酶 30 min 内静脉滴注 150 万 U。②用链激酶 150 万 U 静脉滴注,60 min 内滴完,此药具有抗原性,可能发生过敏反应,不主张重复使用。以上两种药物在溶栓后均需普通肝素或低分子肝素辅助治疗。③rt-PA(重组组织型纤维蛋白溶酶原激活剂),100 mg 在 90 min 内静脉给予(加速给药方案)：先静注 15 mg,继而 30 min 内静脉滴注 50 mg,其后 60 min 内再给予 35 mg。国内有报告,用上述剂量的一半也能奏效。给药前先静脉推注普通肝素 5000 U,然后每小时 700～1000 U,静脉滴注 48 h,以后改为皮下注射 7500 U,每 12 h 一次,或用低分子肝素替代,连用 3～5 d,须注意出血倾向,尤其颅内出血。

（4）溶栓再通的判断指标：直接指征为冠状动脉造影观察血管再通情况,通常采用 TIMI 分级。①TIMI0 级：梗死相关冠状动脉完全闭塞,远端无造影剂通过;②TIMI1 级：少量造影剂通过血管阻塞处,但远端冠状动脉不显影;③TIMI2 级：梗死相关冠状动脉完全显影,但与正常血管相比血流较缓慢;④TIMI3 级：梗死相关冠状动脉完全显影且血流正常。根据 TIMI 分级达到 2 或 3 级者表明血管再通,但 2 级者通而不畅。间接指征：①ECG 抬高的 ST 段于 2 h 内回降＞50%;②胸痛于 2 h 内基本消失;③2 h 内出现再灌注性心律失常(短暂的加速性室性自主节律,房室或束支传导阻滞突然消失,或下后壁心肌梗死的患者出现一过性窦性心动过缓、窦房传导阻滞)或低血压状态;④血清 CK-MB 峰值提前出现在发病 14 h 内。具备上述 4 项中 2 项或 2 项以上者,考虑再通;但第②和③两项组合不能被判定为再通。

2.介入治疗：急诊经皮冠状动脉介入术或称直接 PCI 术,是指患者未经溶栓治疗,直接进行经皮冠状动脉血管成形术。其中支架植入术的效果优于单纯球囊扩张术。发病数小时内进行的紧急 PTCA 及支架术已被公认为是一种目前最安全、有效的恢复心肌再灌注的手段,其特点是梗死相关血管再通率高和残余狭窄低。溶栓失败未达到再灌注也可实行补救 PCI。心肌梗死发生后,尽早恢复心肌再灌注能降低近期死亡率,预防远期的心力衰竭发生。

直接 PCI 较溶栓相比,具有以下优点：①应用于不宜溶栓的患者,即扩大了治疗范围;②可以即刻了解冠状动脉解剖状况,同时评估左心室功能,因而可以进行早期危险分层;③迅速使梗死相关血管再通;④心肌缺血复发、再梗死和再闭塞发生率低;⑤高危患者存活率较高;⑥心肌再灌注损伤和心脏破裂的发生率低;⑦致命性颅内出血风险降低;⑧缩短住院天数。

STEMI 患者行直接 PCI 治疗仅限于发病 12h 以内者。超过 12 h 者仅限于症状持续不缓解或血流动力学不稳定者。鉴于 STEMI 患者接受急诊 PCI 治疗的生存率与开始治疗时间密切相关,国际 STE-MI 指南将急性心梗直接 PCI 从就诊到球囊扩张的时间＜90 min 作为目标值。

对 STEMI 并发心源性休克患者不论发病时间也不论是否曾溶栓治疗,均应紧急冠状动脉造影,若病变适宜,立即直接 PCI;药物治疗后血流动力学不能迅速稳定者应用主动脉内球囊反搏术(IABP)支持。

接近 50% 的 STEMI 患者都有多支重要血管的病变。在首次 PCI,只处理有与梗死相关的动脉(罪犯血管)。目前没有证据支持急诊介入治疗与此次心肌梗死不相关病灶。唯一排除的情况是当急性 STE-MI 并发心源性休克时,所有主要血管都存在严重病变,应达到完全血管重建。

3.外科冠状动脉搭桥治疗：冠状动脉造影显示不适合介入治疗的患者可行急诊冠脉搭桥术,在国内开展的非常少。

(三)抗栓治疗

抗栓治疗非常重要,包括抗血小板治疗和抗凝治疗。抗血小板药物包括阿司匹林、氯吡格雷、替格瑞洛或普拉格雷、糖蛋白Ⅱb/Ⅲa受体拮抗剂(阿昔单抗、依替巴肽或替罗非班)。抗凝药物包括普通肝素、低分子肝素和比伐卢定。

1.抗血小板治疗如下所述。

(1)阿司匹林:阿司匹林是冠心病治疗的基石。大量临床研究表明,阿司匹林显著降低急性心肌梗死患者的死亡率,而不增加出血或卒中风险。为了迅速达到治疗的血药浓度,心梗急性期,阿司匹林首次负荷剂量300 mg,患者咀嚼药片促进口腔黏膜吸收,其后100 mg/d长期维持。

(2)二磷酸腺苷(APD)受体拮抗剂:直接PCI前给予负荷剂量氯吡格雷600 mg。不论患者是否溶栓治疗,若未服用过噻吩吡啶类药物,应给予氯吡格雷负荷量300 mg,以后75 mg/d维持。推荐氯吡格雷+阿司匹林联合应用至少12个月。在长期维持中,氯吡格雷75 mg/d也单用于阿司匹林不能耐受的患者。

(3)血小板糖蛋白Ⅱb/Ⅲa受体拮抗剂:血小板糖蛋白Ⅱb/Ⅲa受体介导的血小板聚集是红色血栓形成的最后共同途径,通过阻断该途径的血小板糖蛋白Ⅱb/Ⅲa受体拮抗剂成为急性心梗和PCI患者治疗的有效手段。荟萃分析显示,PCI术前、PCI术后或未行PCI的患者应用血小板糖蛋白Ⅱb/Ⅲa受体拮抗剂均能显著改善预后。但血小板糖蛋白Ⅱb/Ⅲa受体拮抗剂在降低缺血事件的同时可能增加出血并发症,对长期预后产生不良影响。因此血小板糖蛋白Ⅱb/Ⅲa受体拮抗剂对STEMI行直接PCI患者不应常规应用,可应用于血栓负荷较高或冠脉慢血流的患者。静脉制剂包括阿昔单抗、依替非巴肽和替罗非班。

2.抗凝治疗:凝血酶使纤维蛋白原转变为纤维蛋白是最终形成血栓的关键环节,因此抑制凝血酶至关重要。推荐所有STEMI患者使用抗凝治疗。

(1)普通肝素:已经证实,普通肝素能够降低STEMI接受溶栓患者早期死亡率。因此,建议溶栓患者早期常规给予静脉普通肝素48小时。一般使用方法是静脉推注普通肝素70 U/kg,然后静脉滴注15 U/(kg·h)维持,每4~6 h测定APTT,使APTT为对照组的1.5~2倍,一般在48~72 h后改皮下注射7500 U,每12 h一次,注射2~3天。溶栓制剂不同,肝素用法也不同,重组组织型纤维蛋白溶酶原激活剂(rt-PA)治疗中需充分抗凝,而尿激酶和链激酶只需溶栓治疗后行皮下注射治疗,而不需溶栓前的静脉使用。在直接PCI中,普通肝素推荐按需给药,使APTT值达到要求,注意:若需用GPⅡb/Ⅲa受体拮抗剂,肝素剂量需酌情减量。

(2)低分子肝素:绝大多数情况下,因其不需监测凝血时间、肝素诱导的血小板减少症发生率低等优点,低分子肝素已经取代了普通肝素。研究表明,对不适合溶栓的STEMI患者,低分子肝素相比普通肝素,能显著降低主要有效终点30 d全因死亡率和非致死再次心梗的发生率,但严重和轻微出血显著增加,总死亡率不增加,净临床获益倾向低分子肝素。具体用法如下:依诺肝素用法为年龄<75岁,血肌酐≤221 μmol/L(男)或≤177 μmol/L(女)者,先静脉推注30 mg,15 min后开始1 mg/kg皮下注射,1次/12 h。≥75岁者,不用静脉负荷量,直接0.75 mg/kg皮下注射,1次/12 h。肌酐清除率<30 mL/min者,给予1 mg/kg皮下注射,1次/24 h。

(3)磺达肝癸钠:是第一代合成型戊糖类似物,仅与Xa因子发生作用。磺达肝癸钠与低分子肝素的适应证类似,但不推荐单独用STEMI行PCI的术中用药,因为与依诺肝素相比,它显著增加导管内血栓和冠脉并发症的发生率。具体用法为皮下注射 2.5 mg/d。

(4)比伐卢定:比伐卢定是一种直接凝血酶抑制剂,其有效成分为水蛭素衍生物片段,通过直接并特异性抑制Ⅱa因子活性,能使活化凝血时间明显延长而发挥抗凝作用。比伐卢定越来越多地应用于各种类型的冠状动脉疾病。无论临床试验还是荟萃分析,均显示比伐卢定与普通肝素加糖蛋白Ⅱb/Ⅲa受体抑制剂比较显著地减少了出血风险,因此更为安全。另外,在肾功能不全需要抗凝的患者中,比伐卢定也是个良好的选择。与水蛭素不同,在 PCI 中,比伐卢定也不需要进行抗凝检测。

(四)抗缺血和稳定斑块治疗

1.硝酸酯类:通过扩张冠状动脉,增加冠状动脉血流量及增加静脉容量,而降低心室前负荷。大多数心肌梗死患者有应用硝酸酯药物指征,而在下壁心肌梗死、可疑右室梗死或明显低血压的患者(收缩压<90 mmHg),尤其并发心动过缓时,不适合应用。

2.β受体阻滞剂:β受体阻滞剂抗心肌缺血的机制和用法详见"稳定型心绞痛"部分。

3.他汀类:大量研究证实,他汀类药物可以改善急性心梗患者的短期和长期预后。这一获益除与他汀类药物可降低低密度脂蛋白胆固醇外,还与其"多效性"密切相关。他汀类药物可能通过对炎症系统的调节,稳定斑块,改善内皮细胞功能等,从而减少梗死面积,减轻炎症反应,有利于心肌细胞的存活。近期临床研究还提示,高强化他汀治疗与低强化治疗相比,能进一步降低 STEMI 患者的非致命性临床终点事件。因此,所有 STEMI 患者排除禁忌后,建议应尽早强化使用。

(五)改善预后治疗

1.血管紧张素转化酶抑制剂(ACEI)/血管紧张素Ⅱ受体拮抗剂(ARB):大规模临床随机研究已表明,ACEI 有助于改善恢复期心肌的重构,减少急性心肌梗死的病死率和心梗后充血性心力衰竭的发生。除非有禁忌证,应全部选用,但前壁心梗或有心梗史、心力衰竭和心动过速等高危患者受益更大。通常在初期 24 h 内开始给药,但在完成溶栓治疗后并且血压稳定时开始使用更理想。一般从小剂量口服开始,防止首次应用时发生低血压,在 24~48 h 内逐渐达到足量。ACEI 不能耐受者可选择 ARB。

2.β受体阻滞剂:β受体阻滞剂不仅能改善心肌缺血症状,还有效改善心室重塑,减少心律失常,显著降低心血管事件的发生率。研究显示短期试验中 STEMI 患者死亡率降低 4%,长期试验中 STEMI 患者死亡率降低 29%。死亡率降低的部分原因是心源性猝死发生率的降低。β受体阻滞剂配合其他药物还能逆转心室重构,显著改善左室功能。

(六)并发症的处理

1.心律失常:治疗除β受体阻滞剂外,临时和长期抗心律失常治疗仅用于致命性或有严重症状的心律失常。目前流行病学资料表明,室性期前收缩频发和成对出现并不一定增加心室颤动危险,但需密切监测。如室性心动过速、室颤和完全性房室传导阻滞威胁患者的生命,需要紧急处理,但必须建立在积极治疗心肌缺血、纠正电解质和酸碱平衡紊乱等治疗基础上进行。预防性应用其他药物(如利多卡因)增加死亡危险,故不推荐应用。

(1)室性期前收缩和非持续性室性心动过速:可不用抗心律失常药物治疗。持续性单形性室速不伴心绞痛、肺水肿或低血压,可选用利多卡因 50~100 mg 静脉注射,每 5~10 min 重复一次,至室速消失或总量已达 3 mg/kg,继以 1~4 mg/min 的速度静脉滴注维持。也可用静脉应用的胺碘酮,10 min 内注射 150 mg,然后 1 mg/min 维持 6 h,继续 0.5 mg/min 维持。胺碘酮是唯一对左室功能降低的患者无严重的促心律失常作用的抗心律失常药物,因此是左心室功能降低患者的可选药物。如室速持续存在或影响血流动力学需进行起始能量为 50 J 的同步电复律治疗。

（2）持续性多形性室速或心室颤动:尽快采用非同步直流电除颤,起始电量为 200 J。如果不成功,给予 300～360 J 重复除颤。

（3）缓慢的心律失常:可用阿托品 0.5～1 mg 静脉注射。

（4）房室传导阻滞发展到Ⅱ度或Ⅲ度:伴有血流动力学障碍者,宜用临时心脏起搏器起搏治疗,待传导阻滞消失后撤除。

（5）急性心梗 24 h 内禁用洋地黄类药物:室上性快速心律失常用洋地黄制剂、维拉帕米等药物不能控制时,可考虑用同步直流电转复窦性心律,或采用快速起搏的超速抑制疗法。

2.心力衰竭和休克:急性心肌梗死引起的泵衰竭可表现为左心室衰竭。静脉滴注硝酸甘油可减轻左心室前负荷和扩张冠状动脉改善血流,也可应用吗啡(或哌替啶)、利尿剂或用多巴酚丁胺静脉滴注等治疗。洋地黄制剂可能引起室性心律失常,宜慎用。由于最早出现的心力衰竭主要是坏死心肌间质充血、水肿引起顺应性下降所致,而左心室舒张末期容量尚不增大,因此在梗死发生后24h 内,宜尽量避免使用洋地黄制剂。

心源性休克患者的心输出量显著降低,用主动脉内球囊反搏术进行辅助循环,积极选择性冠状动脉造影,PCI 开通闭塞冠状动脉或冠状动脉搭桥术再灌注治疗,可提高患者的生存率。根据休克纯属心源性,或尚有周围血管舒缩障碍,或血容量不足等因素存在,选择不同药物治疗。

（1）补充血容量:估计有血容量不足,或中心静脉压和肺小动脉楔压低者,用低分子右旋糖酐或5%～10%的葡萄糖液,输液后如中心静脉压上升>18 cmH_2O,肺小动脉楔压>15～18 mmHg,则应停止。右心室梗死时,中心静脉压的升高则未必是补充血容量的禁忌。

（2）应用升压药:补充血容量,血压仍不升,而肺小动脉楔压和心排血量正常时,提示周围血管张力不足,可在 5% 的葡萄糖液 100 mL 中加人多巴胺 10～30 mg 或去甲肾上腺素 0.5～1 mg 静脉滴注。

（3）应用血管扩张剂:经上述处理,血压仍不升,而肺小动脉楔压增高,心排血量低或周围血管显著收缩,以致四肢厥冷并有发绀时,谨慎使用血管扩张药物如硝普钠、硝酸甘油等可能有益。

（4）IABP:IABP 使左心室收缩期后负荷降低,减少心肌需氧量,同时,心脏舒张压增高,增加冠状动脉血流灌注和微循环功能,减轻心肌缺血。IABP 适用于 STEMI 并发低血压、低心排血量及对药物治疗无效的心源性休克患者。对大面积 STEMI 或高危者应考虑预防性应用 IABP。

（七）右心室梗死的处理

右心室梗死可以表现为无症状右心室功能不全或心源性休克,许多患者可在数周至数月恢复正常。下壁心梗中,近一半有右心室缺血,但只有 10%～15% 有明确的血流动力学异常。下壁心梗时的低血压、无肺部湿啰音和颈静脉压升高的临床三联征,是右心室梗死的特征。右胸导联V4R 上 ST 段上抬 0.1 mV 是右心室梗死的最特异表现。治疗措施与左心室梗死略有不同,治疗包括早期维持右心室前负荷、降低后负荷、增加右心室收缩力和早期再灌注治疗,宜补充血容量,在24 h 内,可静脉输液 3～6 L,直到低血压得到纠正,或肺毛细血管压达 15～18 mmHg;如补液 1～2 L,低血压未能纠正,可用正性肌力药物(尤其是盐酸多巴酚丁胺)。不宜用利尿剂和血管扩张剂。伴有房室传导阻滞时,可予临时起搏,但保证房室收缩协调对维持前负荷相当重要。

（八）康复治疗

康复的目的是通过制定合理的运动处方和安全的日常生活活动范围,评价康复运动效果,用以指导患者的临床治疗,促进患者回归正常生活,预防心脏事件的发生,降低发病率和死亡率,提高生存质量,主要以运动康复为主。

运动康复缺乏标准方案,目前仍然处于多元化的阶段。常用的运动强度是 40%~80% 峰值氧摄入量,或 60%~80% 心率储备。可以采用小肌群抗阻训练,但强调小负荷、短时间、小运动量。高强度有氧训练、间断性训练和抗阻训练的安全性也已经得到证实,可以显著提高运动耐力,改善心脏功能和血管内皮功能,提高生活质量。心脏运动康复强调个体化、循序渐进、坚持系统性和长期性的原则。

八、预防和预后

（一）二级预防

急性心肌梗死患者的二级预防措施应包括以下几个方面:

1.生活方式干预:戒烟,低盐低脂饮食,控制体重,适当运动。

2.控制冠心病危险因素:控制血压、血糖、血脂,治疗心功能不全及心律失常。

3.药物治疗包括:抗血小板、β受体阻滞剂、ACEI/ARB、他汀类药物等。

4.其他:调整社会心理活动,如控制抑郁、焦虑等。定期医院随访。

（二）预后

急性心肌梗死患者的预后受多种因素的影响,包括年龄、Killip 分级、延迟治疗时间、治疗模式、既往心肌梗死史、肾功能、糖尿病、冠状动脉病变、射血分数等。据国外报道,由于直接 PCI、抗栓药物的使用和二级预防的普及,STEMI 短期及长期死亡率近年来逐步下降,但心梗后 6 个月内死亡率仍高达 12%,在高危人群中,这个数字可能更高。因此,对 STEMI 防治的探索任重而道远。

参考文献

［1］陈世耀.内科临床思维:3 版［M］.北京:科学出版社,2012.

［2］何权瀛.呼吸内科诊疗常规［M］.北京:中国医药科技出版社,2020.

［3］毕丽岩.呼吸内科学:2 版［M］.北京:中国协和医科大学出版社,2020.

［4］曾和松,汪道文.心血管内科疾病诊疗指南:3 版［M］.北京:科学出版社,2019.

［5］赵冰.循环系统疾病［M］.北京:中国医药科技出版社,2019.

［6］段志军.消化内科学:2 版［M］.北京:中国协和医科大学出版社,2020.

［7］何文英,侯冬藏.实用消化内科护理手册［M］,北京:化学工业出版社,2019.

［8］孔令建.消化内科疾病诊疗理论与实践［M］.北京:中国纺织出版社,2019.

［9］林菁华.内科医生实用装备手册:4 版［M］.广州:中山大学出版社,2020.

［10］倪伟.内科学［M］.北京:中国中医药出版社,2016.

［11］石宏斌.肾内科新医师手册:3 版［M］.北京:化学工业出版社,2019.

［12］田德安.消化疾病诊疗指南:3 版［M］.北京:科学出版社,2013.

［13］王晨,王捷.内科疾病学［M］.北京:高等教育出版社,2019.

［14］王伟,卜碧涛,朱遂强.神经内科疾病诊疗指南:3 版［M］.北京:科学出版社,2013.

［15］余学锋.内分泌代谢疾病诊疗指南:3 版［M］.北京:科学出版社,2013.

［16］吴斌,陈小良,李建忠.消化内镜基本操作规范与技巧［M］.北京:科学出版社,2017.

［17］任师磊.实用呼吸病诊疗进展［M］.汕头:汕头大学出版社,2019.

［18］邵强,张学敏,等.呼吸科常见疾病现代诊疗［M］.北京:科学技术文献出版社,2019.